EL BIOMAGNETISMO
PUEDE CURAR
TODOS TUS MALES,
APRENDE COMO HACERLO.

EL BIOMAGNETISMO PUEDE CURAR TODOS TUS MALES, APRENDE COMO HACERLO.

Entérate, si esos malestares crónicos, o repentinos están sostenidos por energías negativas o posesiones.

BALVIS

Copyright © 2011 por Balvis.

Número de Control de la Biblioteca del Congreso de EE. UU.: 2011960771
ISBN: Tapa Dura 978-1-4633-1030-1
Tapa Blanda 978-1-4633-1029-5
Libro Electrónico 978-1-4633-1028-8

Todos los derechos reservados. Ninguna parte de este libro puede ser reproducida o transmitida de cualquier forma o por cualquier medio, electrónico o mecánico, incluyendo fotocopia, grabación, o por cualquier sistema de almacenamiento y recuperación, sin permiso escrito del propietario del copyright.

Este libro fue impreso en los Estados Unidos de América.

Para pedidos de copias adicionales de este libro, por favor contacte con:
Palibrio
1663 Liberty Drive
Suite 200
Bloomington, IN 47403
Llamadas desde los EE.UU. 877.407.5847
Llamadas internacionales +1.812.671.9757
Fax: +1.812.355.1576
ventas@palibrio.com
359363

Indice

Dedicatoria. 7
Agradecimientos 9
Prologo 11

Capitulo 1 13
Capitulo 2: Que esta pasando en nuestra sociedad. 19
Capitulo 3: ¿Son las Limpias una terapia vibracional?............................... 35
Capitulo 4: El Biomagnetismo y el ejercicio físico. 50
Capitulo 5: ¿Es Importante El Ambiente De Trabajo Al Dar Terapias?..... 71
Capitulo 6: Que Tipo De Imanes Usar. 80
Capitulo 7: ¿Como funciona la Bio-energía?.. 88
Capitulo 8: ¿Que Tanto Ayuda El Bio-Magnetismo A Las Personas
　　De La Tercera Edad? 110

Conclusion 115
Bibliografía 117
Todo El Rastreo.. 119
Balvina Talavera Sosa 121
Contraportada... 123

Dedicatoria.

Lo dedico especialmente a mis padres, que desde su mundo espiritual, me guían y protegen.

A mi esposo, por su gran apoyo.

A mi hija, hijos y nietos con inmenso cariño.

Agradecimientos

Agradezco a Dios, a la vida, por todo lo que me ha dado, también por esos días difíciles y tristes, porque me han hecho mejor ser humano. A todas las personas que directa o indirectamente han participado en mi vida, llenándola de experiencias y conocimientos. A todos mis compañeros, porque de cada uno he aprendido.

Prologo

El contenido de este libro está basado, principalmente, en mis experiencias como terapeuta en biomagnetismo y otras terapias. Mi interés ha nacido a raíz de la cantidad de vivencias que he tenido tanto en el aspecto físico como emocional. Desde muy joven me llamó la atención todo lo referente a la medicina, sin embargo había aspectos que me espantaban, como una operación, una deformidad en el rostro y otras mas. Sin embargo, curarme algún dolor de estomago, resfrío, etc., con alguna planta, lo aprendí de mi abuela, de la que heredé el gusto por la herbolaria y hacia ese lado me incliné más. La vida me llevó a otros estudios universitarios, que me formaron profesionalmente y como ser humano. Fue hasta hace unos siete años aproximadamente, en que mi vida dio un giro de 180 grados. Algo por lo que todos los seres humanos pasamos, principalmente las mujeres; los hijos se van, ya sea porque terminan su carrera y buscan nuevos horizontes o bien porque deciden formar su propia familia. Sin embargo, escuchar tu yo interno, poner atención a lo que la vida quiere de ti, eso no es tan fácil, simplemente porque andamos mas interesados en los hechos que afectan a nuestra sociedad, a nuestra familia, los intereses personales y tantas otras cosas que van desequilibrando nuestro estado de salud. Entender y comprender que los tropiezos que tienes en la vida, son solamente jalones de oreja, es un recordatorio de que somos esencia divina, que la salud tanto física como emocional, está dentro de nosotros, que somos energía y que está en todo lo que tocamos, pensamos, hablamos, o en nuestras mismas acciones. En este libro te explico porque la terapia de imanes (biomagnetismo) te ayuda a mantenerte en salud. Cuando en tu casa hay armonía, te sientes feliz, y es que todo está bien, tienes una vida saludable, trabajo, puedes salir a divertirte, convivir con la familia, y tantas otras cosas, la vida fluye, la energía fluye. Sin embargo, cuando empieza haber des armonía en toda esta paz, el cuerpo es el primero que percibe un desequilibrio en sus polaridades orgánicas, se inicia un conjunto de signos o síntomas, que nos avisa que algo anda mal.

Probablemente, una pérdida, una impresión fuerte, un accidente, etc. sean los causantes de tu estado actual, o bien una mala alimentación haya provocado estos malestares. Cualquiera que sea la causa, una terapia de biomagnetismo, equilibra sus cargas energéticas, aún a nivel intracelular, es decir, antes de que la enfermedad tenga nombre. El par biomagnetico, forma un campo de resonancia magnética, en sus polaridades, negativo y positivo que hace que se equilibre ese estado de baja en la salud. Ya que elimina o bloquea actividad microbiana, estimula órganos dañados, te sientes con más energía, en tu carga emocional te vas a sentir mas ligero y liberado, por lo tanto el sueño será mas placentero. De una forma práctica y sencilla, te explico como poner los imanes, según el rastreo te lo vaya pidiendo, así como el aspecto emocional, principal eje de las enfermedades. Curas, tips, protecciones y otras cosas más.

Capitulo 1

El biomagnetismo es un sistema de curación natural mediante el uso de imanes, utilizando sus campos magnéticos en sus polaridades negativo y positivo sobre órganos dañados o enfermos, así como el manejo de la energía, armonizando de esta forma el organismo en su aspecto físico y emocional.

La curación por medio de imanes fue descubierta y utilizada por griegos y egipcios hace miles de años, la cual era vista como una fuerza misteriosa.

Hoy en día sabemos que todo nuestro cuerpo está regido por corrientes electro-magnéticas y que cuando hay un desequilibrio en sus polaridades negativa o positiva, empieza una serie de signos o síntomas que anuncian que algo anda mal en el organismo ya sea a nivel físico o emocional.

Como todos sabemos la polaridad negativa es totalmente opuesta a la positiva, pero que sin embargo se complementan, estableciendo un campo de resonancia magnética, el cual bloquea y elimina actividad microbiana, causante de muchas enfermedades.

La polaridad negativa tiene un efecto:

Relajante, estimula al sueño, desinflama, provoca eliminaciones, por lo tanto hay buena circulación, quita dolor, reduce y disuelve los depósitos de grasa, la mente se vuelve mas lúcida por lo tanto el razonamiento y la vista serán mas claros, combate la infección, ya que su acción es alcalina.

La polaridad positiva es todo lo contrario:

Estimula el insomnio, no hay buena circulación, la inflamación es más evidente, la oxigenación es nula, puede acelerar o subir la presión arterial, tiende a la acidez por lo tanto propicia el crecimiento de microorganismos, aumenta el dolor, la depresión, la tristeza.

Una vez establecida la función de cada polaridad muchos médicos y terapeutas trabajan con el lado negativo de los imanes haciendo uso mínimo del positivo.

Por ejemplo la magnetoterapia, usa imanes negativos directamente en la parte enferma o inflamada y un imán positivo en riñón o hipófisis, para equilibrar la energía.

También es muy efectiva, en algunos puntos de acupuntura. Otros terapeutas solamente usarán la polaridad negativa basados en los efectos de ésta.

Son polaridades totalmente opuestas pero que se complementan entre si, es decir forman una dualidad, como todo lo que existe en el universo para su mejor funcionamiento. El día es opuesto a la noche, pero que el primero no existe sin el segundo y así se pueden mencionar: dulce y amargo, alcalino-ácido, bueno-malo, negro-blanco, frío-calor, etc., etc. El Dr. Goiz, creador del par bio-magnético, encontró que un órgano enfermo al impactarse con un imán negativo, la pierna derecha se retrae y al impactar un imán positivo en otro órgano totalmente opuesto, o algunas veces en el mismo, la pierna se empareja; (en realidad es todo el lado derecho el que se retrae o se alarga, según que tan cerca vivas del polo norte o polo sur de la tierra, ya que como todos sabemos, su magnetismo rige toda nuestra vida animal, vegetal, mineral y energética) es decir, son dos cargas magnéticas que forman un campo de resonancia; a partir de aquí él encontró mas de 200 pares biomagneticos, obteniendo excelente resultados para conseguir salud en enfermedades simples hasta crónico degenerativas y en fase terminal como cáncer y sida.

Mas adelante explicaré paso a paso como hacer un rastreo, es decir, como se ponen los imanes en biomagnetismo.

Es muy importante recordarles que cuando se va a trabajar con energías vibraciónales como, el Reiki, el biomagnetismo, polaridad etc. la principal energía que se maneja es el amor, ya que es la llave, es la conexión entre el mundo físico y el espiritual.

Como muchos sabemos existen campos energéticos a lo largo de nuestro cuerpo, llamados chacras, son vórtices en forma de espiral que están constantemente en movimiento en forma circular, en sentido de las manecillas del reloj.

Hay filosofías ó religiones, como la hindú que dice que estos vórtices tienen formas de hermosas flores con infinidad de pétalos, que a su vez también tienen su propio movimiento circular; esto sucede en un cuerpo sano donde no hay bloqueos y todo está en armonía, es decir, entre mente cuerpo y espíritu.

Los chacras concentran energía electro-magnética y la conducen a lo largo de todos los circuitos eléctricos del organismo. Tienen una función muy estrecha con el **sistema nervioso central**. De tal forma que un descontrol en el individuo, como puede ser, una pérdida, una impresión, un accidente, etc. alterará las funciones tanto de chacras, como del sistema nervioso.

Los neuro-transmisores del cerebro envían mensajes eléctricos a todo el organismo y automáticamente, estos centros de energía, cuerpos sutiles y meridianos se ven afectados. Se dice que son bancos de información de todos los conflictos del individuo, incluyendo impresiones y experiencias.

Todas estas series de emociones, bloquean a estos centros de información (chacras), las cargas electromagnéticas sufren desequilibrios importantes en la polaridad orgánica.

EL BIOMAGNETISMO PUEDE CURAR TODOS TUS MALES, APRENDE COMO HACERLO.

Tal vez, hasta hace algunos años, muchos de nosotros sólo conocíamos, nuestro cuerpo físico, como está integrado, como funciona, que pasa cuando no nos alimentamos adecuadamente, si no tiene su tiempo de descanso, si sufre de insomnio, estrés, etc.

Aprendimos que es una red muy complicada de tejidos, arterias, ligamentos, órganos, huesos, sangre, neuronas, etc. Sin embargo, ahora sabemos que existe otra red más complicada y más compleja, que la podemos percibir, sentir, intuir, pero no ver ni tocar, ya que pertenece a esa energía invisible, de cuerpos sutiles y que están en muy estrecha relación con el cuerpo físico, ya que lo que le pasa a uno repercute en los demás.

Los cuerpos sutiles son captados, por energías que flotan en el ambiente, que fueron y son emitidas constantemente por los seres humanos, y que generalmente son vibraciones negativas, densas, oscuras y que se adhieren a estos cuerpos, cuando vibran en la misma frecuencia de dichas energías. Son nuestros pensamientos, nuestros anhelos, ilusiones, ambiciones, pasiones, etc. que muchas veces surgen de sentimientos negativos, que se convierten en obsesiones que dañan.

Hay psicoanalistas que dicen; "lo que decretas se concreta" eso es cierto, porque en el mundo espiritual, dos cargas iguales se atraen, (Ley universal de Correspondencia, lo igual atrae a lo igual) es decir: Si mis metas, mis pensamientos son el poder y el dinero, en el cual se involucran sentimientos de coraje, vanidad, envidia, odio, resentimiento, etc. Pues a mi vida, empezarán aparecer personajes viciosos, irresponsables, que me propondrán grandes negocios, de enriquecimiento rápido, contactos con las altas esferas de la sociedad, y muchas otras cosas más. Por supuesto que los resultados ya los conocemos, una vida sin cimentación sólida, tarde o temprano vendrá el derrumbe en el que muchas veces los hijos son los que pagan las consecuencias.

Si lo que tu decretas, es tener dinero, para ayudar a tanta gente necesitada, o para salvar a tu familia de deudas o tantas otras cosas de bien que se pueden hacer, el dinero irá llegando y llegará porque tus pensamientos son positivos, porque en el universo se empiezan a mover energías de la misma calidad. Y muchas veces decimos, fue Dios, fue La virgen de Guadalupe, 'claro' que fueron ellos, puesto que son energías, de la misma frecuencia vibracional que tu emitiste. Lograste, con tú fe y amor, entrar a un plano divino, donde nuestras peticiones son escuchadas y los resultados los vemos de inmediato.

Todos estos campos energéticos y redes invisibles al ojo humano, ¿estarán formados de diminutas partículas?, ¿partículas subatómicas, a las que se refiere la física quántica? Ésta dice, que entre átomo y átomo existen huecos, grandes vacíos, en los que aparentemente no hay nada, y que sin embargo, esos espacios están llenos de pequeñas partículas, que están en constante cambio y movimiento, vibración energética, que muchas veces, con el microscopio más potente de tecnología de punta no se logran ver, pero que están ahí, que existen, porque se registra su actividad.

¿Será que cada una de estas partículas lleva un registro de ADN, de la unidad a la que pertenece o perteneció?

Si nos comparamos con el universo, ¿seremos los seres humanos, esas partículas?, ¿que muchas veces vibramos en la misma frecuencia?

¿Será esta la razón, que muchas veces percibimos la presencia de entidades de otros planos?

Seres descarnados, que llegan a una dimensión que desconocen, y que la mayoría de ellos no saben ni que les pasó, no pueden controlar sus emociones, no existe un cerebro que coordine sus movimientos y que los detenga a su antojo, su dirección es el pensamiento en un universo sin límites, no existe el tiempo ni el espacio, no hay topes, la carga energética que los sostiene, es de acuerdo al nivel vibracional en el que se encuentran. La desolación e incertidumbre los hace aferrarse al plano terrenal, buscan el momento propicio para adherirse a un cuerpo físico, y que tal vez, conciente o inconscientemente absorben su esencia energética, provocando un daño emocional, que desemboca en un daño físico.

Este punto tan frágil y tan difícil de entender, ya que pertenece al mundo invisible.

¿Será realmente invisible? Si, para nuestros ojos, pero objetivo y visible para otros planos, con vibraciones a la velocidad de la luz o del sonido, y que para nuestros sentidos no existen.

Quiero compartir con ustedes una experiencia; hace aproximadamente 30 años, trabajaba en el centro del Distrito Federal, en una ocasión, ya de regreso a casa, salía a las 2 de la tarde, el horario era especial, para amamantar a mi hija, la cual llevaba a un lado, en su sillita, manejaba un volkswagen. De ahí me dirigía hacia la col. Aviación civil. Salía de las calles del centro, llegaba a San Lázaro, (hoy cámara de diputado) ahí, era o es, un crucero prácticamente para todas las direcciones, mi semáforo estaba en alto, y esperaba la flecha a la izquierda con dirección a la Av. Ignacio Zaragoza, yo no se que pasó, pero me lancé, probablemente estaba el semáforo en verde, y al querer dar la vuelta a la izquierda, todos los carros de enfrente se dejaron venir directo a mi, pensé esquivarlos, imposible, frené de golpe, fueron milésimas de segundo, no tienes tiempo de pensar, vi a mi hija, los carros a segundos de impactarse conmigo, me abracé al volante para recibir el golpe, lo inevitable, tal vez la muerte, pero no pasó nada, esperé, no se cuanto tiempo, probablemente un minuto, empecé a levantar la cabeza lentamente, pero no había carros, volteé para los lados, para atrás y no había ninguno, enfrente tampoco, me quedé sorprendida, y hasta la fecha me sigo preguntando ¿Qué pasó? Seguí mi camino, me detuve en el próximo alto, todo estaba normal y seguí preguntándome ¿Qué pasó? Lo más sorprendente que recuerdo no estaba nerviosa ni asustada. He pensado, que fue Dios, mi ángel de la guarda, a veces pienso que cambié de dimensión, tal vez algún psicólogo diga, que solo fue mi imaginación, sin embargo era entre semana y a una hora pico.

Yo no se, si fue un parte aguas en mi vida, siempre me consideré una persona practica, objetiva, lo que yo me esfuerce y trabaje es lo que tendré, nadie te da algo a cambio de nada, me sentía sola, mi esposo trabajaba en provincia y solo lo veía los fines de semana.

En el aspecto espiritual, estaba alejada de Dios, por el lado mental, siempre he sido bastante cuerda.

Estos datos los anexo por si hay alguien que sepa que me pasó, me gustaría me lo dijera.

A través de la historia a habido muchas contradicciones entre filosofías orientales y occidentales. Las primeras, hablan de las teorías espirituales y como gobiernan o interactúan en el universo, las segundas, hablan del mundo material, como el principal eje que gobierna al universo y por lo tanto a los seres humanos.

Sin embargo, hay científicos, especializados en física y en todas sus ramas, que han llegado a la conclusión que todo en el universo se intercomunica, y nada es independiente.

Ya desde la antigüedad, miles de años AC., algunas doctrinas, religiones, o corrientes filosóficas sostenían que todo en el universo funciona con los opuestos, que siempre están en una sola línea, uno en cada extremo.

Y que en el punto, donde llegan a converger, ese, es el estado perfecto. Eso es lo que somos los seres humanos, dos opuestos; físico y espiritual, viviendo en un mundo de opuestos; el día y la noche, el frío y el calor, seco-húmedo, agresivo-tranquilo, soberbio-humilde, etc.

Todas estas dualidades, las vivimos a lo largo de nuestras vidas, sufrimos pero también somos felices, reímos y lloramos, somos sinceros y también hipócritas, vivimos en extremos constantes, muchas veces he oído a personas decir; me he reído tanto que de seguro va haber una desgracia, yo misma tenía miedo ser feliz, ya que lo relacionaba con la muerte de algún familiar. Muchas veces, vivimos estancados, con un nivel de conciencia poco evolucionado, y que al haber experimentado todas estas vivencias, dualidades que van de extremo a extremo de una línea, son la escuela de la vida, avanzamos o nos reprueban, cambiar, reforzar nuestros conocimientos, elevar nuestro nivel de conciencia, nos muestra el camino para ser mejores seres humanos.

Todos tenemos un campo energético, que nos guía, que nos protege y que cuando sufrimos o tenemos algún problema emocional, este campo se desequilibra, desbalanciando todo nuestro sistema orgánico.

Esta es la razón por la que no podemos hacer nuestro, el sufrimiento ajeno, todos tenemos un tiempo para ser felices, para sufrir, para reír, etc. Elevar una oración, ayudar física o materialmente, si puedes, pero no hacer propio el dolor ajeno, de tal forma que esos grandes opuestos, que son parte de nuestro vivir diario, vayan acercándose cada vez mas, hasta llegar a un estado de armonía, que pueda ser controlada por la energía electromagnética del cuerpo y la del universo, que como todos sabemos es la fuerza que nos gobierna.

Si el magnetismo de la tierra se desquilibra, como nos está pasando en la actualidad, hay calentamiento de la tierra, por lo tanto deshielos, suben las mareas, hay fenómenos atmosféricos, como el "niño", terremotos, huracanes, inundaciones, etc. que afectan nuestro cuerpo físico y emocional. Hay médicos que han demostrado, como el campo magnético de la tierra ha disminuido, y que es la causa de que muchas personas sufran de cansancio, dolor de espalda, jaquecas, insomnio, etc.

William H. Philpott, en su libro "Guía practica de Magnetoterapia Medica" nos habla de como las estructuras metálicas, automóviles, trenes, y muchas otras cosas mas, están absorbiendo el magnetismo de la tierra y que eso es lo que provoca el desequilibrio en la salud del ser humano. Si a todo esto le agregamos las horas que pasamos en el automóvil, la exposición del cuerpo a frecuencias y ondas eléctricas, de los televisores, radios, computadoras, etc. y que muchas veces son bastante prolongadas, podemos darnos cuenta, el porque de tanta enfermedad que antes no existían.

Nuestra principal fuente de energía, es la alimentación, y esta debe ser equilibrada en nutrientes, para que se enfrente a este tipo de interferencias que nos están absorbiendo la salud.

La terapia de biomagnetismo, se puede considerar preventiva, ya que equilibra órganos en total descontrol, es decir, una creciente carga positiva, es la que puede estar ocasionando la sintomatología.

Capitulo 2

QUE ESTA PASANDO EN NUESTRA SOCIEDAD.

Cuando se está convencido, que el mundo no es sólo lo que tocamos o vemos, que el poder no está solamente en lo físico o material, muchas veces, hacemos una pauta y empezamos a reflexionar:

¿Porque hay tanta violencia?, ¿tanto desempleo?, ¿porque los partidos políticos se pelean por el poder? ¿Por qué tanto joven cae en el narcotráfico?, en las drogas, etc. etc.
 Por otro lado, las religiones repletas de gente pidiéndole a Dios, dándose golpes de pecho y sintiendo, que sólo ellos, están en lo correcto. **Son dos grandes opuestos.**

Más allá de la violencia sólo hay muerte, más allá del poder político hay corrupción, prepotencia, avaricia etc. Si los jóvenes caen en el narcotráfico, ¿donde estamos los padres? Tal vez en la iglesia; pero haciéndonos tontos, si el hijo ya compró carro de lujo, ropa de marca y más. ¿Serán jóvenes que vienen de hogares disfuncionales? o ¿Serán hijos producto de una violación?

Tal vez, madres prematuras, que son incapaces de dar amor a sus hijos, porque los valores que ellas tienen son escasos o nulos.
 O tal vez andamos tan ocupados que no nos damos cuenta si alguno de nuestros hijos consume droga, y que tampoco nos damos cuenta que tipo de amistades frecuentan.
 Sin embargo, los noticieros nacionales e internacionales incrementando su reiting por este tipo de noticias. Películas obscenas, satánicas, de asesinatos atroces, que sirven de ejemplo a nuevas generaciones, que dan ideas para que se inicien en este camino de la violencia y del mal.

Que tristeza, cuanto dolor.

Decía Albert Eistend, que el mal no existe, que solo es la ausencia del bien, que cuando no hay conciencia, estamos negando la existencia de Dios.

Tenia razón, cuanto vacío, cuanta desolación, cuanta falta de valores, cuanta ausencia de Dios. Si supieran sicarios, secuestradores, ladrones, etc., etc., que ellos también son hijos de ese ser de luz, maravilloso y que solo espera ver una lucecita, en medio de esa densa neblina oscura, que los rodea, para tenderles la mano.

¿Dónde están esos políticos que prometieron empleos, educación y seguridad en las colonias? ¿Será que ya se embolsaron el dinero, y ahora ofrecen empleos de miseria? Que el gasto público no alcanza, porque primero están sus bien nutridos sueldos, como dijo un expresidente, "lo que se les paga es lo que ellos cobran."

Una sociedad en armonía, es una sociedad feliz, y por lo tanto sin tantas enfermedades, como la depresión, el estrés, que es el causante de muchos males. Hoy al estar escribiendo esto, pasé a ver mis correos y me llamó la atención uno en especial que se titulaba. <u>Generación agotada</u>, su autora es Rosaura Barahona.

Ella expone, todo un panorama, un retrato hablado de como es la sociedad hoy en día. Esto es un extracto de su escrito;

México sigue empantanado, a pesar de la alternancia iniciada por un presidente con muchos altibajos.

Los insaciables partidos se enriquecen y se adueñan del país. La impunidad sigue imperando en nuestras vidas.

Para que denunciar, si no sucede nada. El empleo deja de ser de planta y con prestaciones, sus contratos son temporales aunque duren 10 años, pero no acumulan antigüedad ni prestaciones.

Trabajan jornadas dobles sin pagos extras, bajo la espada de Damocles; 'Hay cientos esperando tu puesto'. La ley los protege, pero se hace de la vista gorda cuando las empresas se salen con la suya.

Un sueldo no alcanza. La pareja debe de trabajar. Hay que integrar las tareas domesticas y la intensa vida social. Corren todo el día, se reencuentran en la noche, **siempre cansados**.

El estrés, la presión alta, los infartos y la depresión son familiares cercanos. Consumen Prozac como antes consumíamos 'salvavidas'.

Que gran verdad, una gran fotografía de nuestra actual forma de vida, esta es otra de las situaciones que nos agobian y nos mantienen en estado de alerta.

Existen muchas inquietudes, mucho porque revelarse, almas atormentadas con mentes calladas, porque la boca tiene miedo hablar.

EL BIOMAGNETISMO PUEDE CURAR TODOS TUS MALES, APRENDE COMO HACERLO.

Hoy en día, la mayoría de los enfermos que nos llegan, sus males son de origen emocional, principalmente las personas que viven en zonas de más violencia.

Les comparto la experiencia con una paciente de 64 años, su apariencia física es triste, lleva mas de 4 años sufriendo de artritis crónica degenerativa, su andar es muy lento, sus rodillas casi juntas, hombro derecho caído e inmóvil, su semblante es de angustia, tristeza y desesperación. Al preguntarle su nombre, fue tajante y no le saqué los apellidos, la edad a duras penas, que tiempo tiene con la enfermedad, le pregunté; mucho tiempo ya ni me acuerdo, estas respuestas nos dan la pauta, para darnos cuenta del estado anímico en que se encuentra.

Al hacer el rastreo, el cuerpo, reporta enfermedad emocional, y poco a poco irán saliendo los pares físicos que sostienen estos males.

Hoy en la cuarta terapia, su semblante es alegre, sus hombros lucen casi parejos, su brazo lo levanta un poco más, ella dice tener mas fuerzas en las piernas, y su plática puede ser más fluida. Por supuesto, que la más alegra soy yo, ya que al ver esta evolución, me llena de satisfacción y de orgullo.

Al ir platicando con ella, me enteré, que todo esto fue a raíz de un problema, en el que perdió sus bienes, y al poco tiempo la muerte de un hijo.

Conforme el aspecto emocional va tomando su cause, los imanes puestos en los órganos o tejidos, solicitados por el rastreo, irán haciendo su función.

El biomagnetismo junto con muchas otras disciplinas, nos ayudan a todos y en especial a los terapeutas, a ser mejores seres humanos, ya que poco a poco y a través de la experiencia, nos convertimos en seres más sensibles, más concientes de ese mundo espiritual, que nos ennoblece, que nos mueve a ayudar a los que menos tienen, a sentir misericordia por los que sufren, a elevar una oración por los enfermos, por las victimas de las guerras, por tanto niño desnutrido.

Mientras otros sufren por el sobre peso, porque les ganó la gula o bien porque son adictos a la comida chatarra.

Alimentarnos bien, (mas adelante les daré algunos tips.) de acuerdo a nuestras posibilidades, practicar algún deporte, una religión.

Acostúmbrate a reír, ejercita la risa frente a un espejo, yo, ya lo probé, es muy bueno para la salud y luces más juvenil, *(el corazón alegre hermosea el rostro. Proverbios, 15:13)* suma a tus actividades, escuchar música, la lectura. Si no te gusta leer, ni por encargo, mentalízate, quiero leer "tal" libro, y en el momento menos esperado, te veras leyendo sus paginas, el problema como todo es empezar. Espero que ya estés en esta disciplina, de lo contrario no se como te vas a enterar de mi propuesta.

Muchas veces, puedes sugerirle al paciente la lectura de algún libro en particular, para mejorar su salud o autoestima.

Leer, tomar cursos, talleres de lo que mas te guste, cuantas veces tenemos la ilusión de aprender algo, pero no ha sido el momento apropiado.

Si ahora tienes la oportunidad ¡hazlo!, los beneficios que traerá a tu vida son infinitos.

El tener otros conocimientos, hará tu vida más emotiva y por lo tanto más saludable, ya que cuando llegan nuevas ideas, pensamientos, conocimientos, etc. tu cerebro produce nuevas conexiones en sus neuronas y células de más calidad.

Llegar a una vejez digna, con la capacidad y el entusiasmo de aprender mas, y esa bella practica de dar, amor, experiencia, conocimientos, y si está a tu alcance, bienes materiales que a fin de cuentas, entre mas años cumplas menos bienes necesitas.

Me refiero a los apegos, que nos convierten en seres egoístas; esto me costó mucho esfuerzo y dinero, y no tengo porque darlo o malvar atarlo, esta ropa es de muy buena calidad, y la gente no aprecia lo que uno les da, etc. etc.

Tenemos que vaciar el baúl, tanto físico como emocional, cambiar los pensamientos, que fluyan las ideas, que nuevas neuronas lleguen a nuestro cerebro, y que nuevos conocimientos lleguen a nuestras vidas, para mantenernos con una buena salud, física, emocional y mental.

En el siguiente esquema es para que se den cuenta o tengan una idea cual es la postura que debe de tener el paciente y cual la del terapeuta.

Es importante recomendarles que cualquier persona que se inicia, como orientador de la salud, en este caso un bio-magneta, debe de estar con una salud al 100% tanto física como emocional, mirar a los ojos del paciente directamente, que él perciba tu seguridad y tus deseos de ayudarlo.

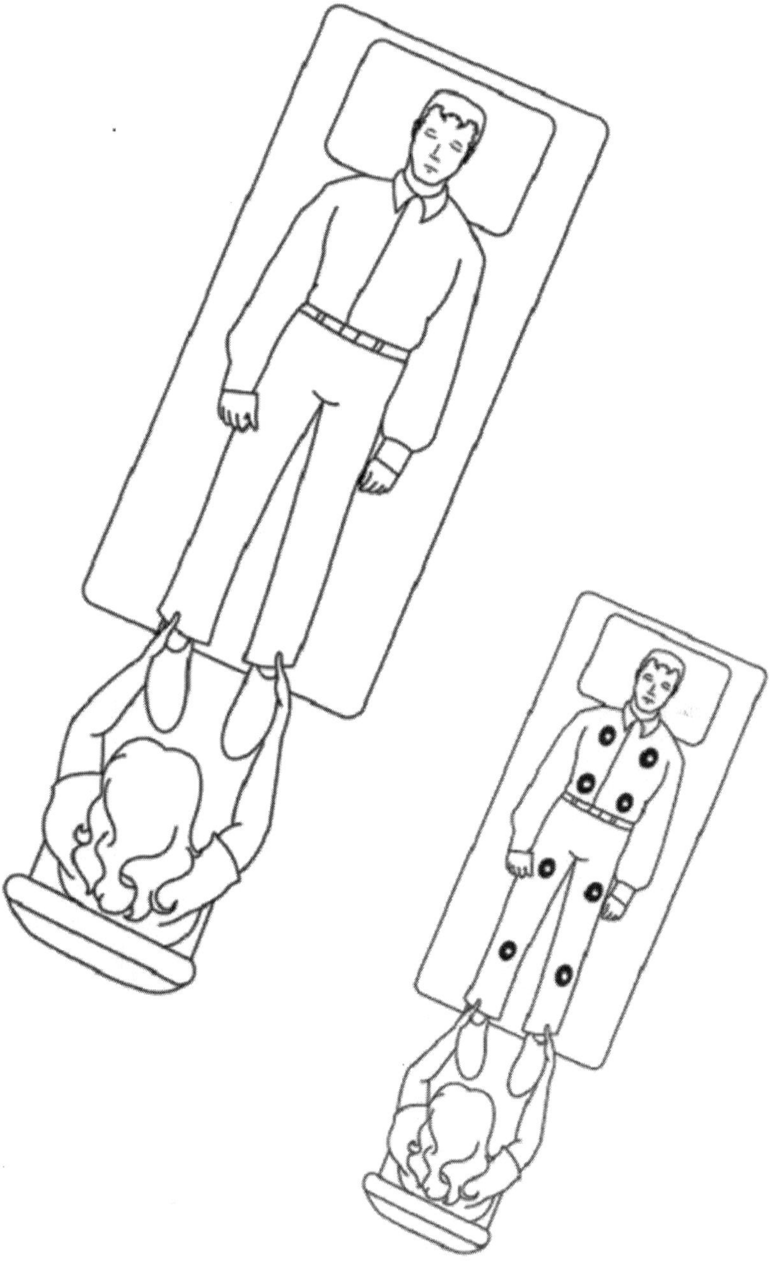

Primer paso para el rastreo:

Una vez que el paciente, está en la camilla, sobre su espalda, tomamos los pies a la altura del calcáneo, muy cerca del talón. (El paciente debe de estar vestido, como llegó, incluso con los zapatos puestos, se facilita más, se es más evidente cuando una de las piernas se acorta.)

Los dedos, índice al meñique, quedan por dentro de las piernas, nos aseguramos que ambos pies estén nivelados, parejos; (ya sabemos su nombre, enseguida, simplemente nos ponemos en sintonía con él, para que tanto la energía del paciente como la del terapeuta, vibren en la misma frecuencia y así obtener una mejor respuesta). Iniciamos con los pies, los alejamos y acercamos, golpeando ligeramente, el lado lateral interno de los tacones, y preguntamos; ¿estoy en sintonía con…? El nombre del paciente. Verás como la pierna derecha se acorta ligeramente, si no pasa nada, o es la otra pierna la que se retrae, es necesario practicar más, para que tu cuerpo se vaya sensibilizando y tu energía electromagnética y el cerebro configuren tu nueva actividad.

También puede suceder que cuando se está iniciando el rastreo, (lo primero que debes hacer es, protegerte, mas adelante te doy algunos tips, luego sintonizas con el paciente, el siguiente paso será, preguntar, si tiene enfermedad física, emocional o energética y según la respuesta empiezas a nombrar los pares que irán apareciendo en este libro.) Muchas veces el terapeuta dice:

No hay respuesta, la pierna no se mueve, no se acorta, por lo tanto, éste, no puede avanzar y saber que pares aparecen en su rastreo, y de esa forma tener el perfil del mal que aqueja al paciente.

Ante esta situación podemos impactar los pares biomagneticos que se refieren a las **agresiones psicodínamicas,** (interferencias) son las envidias, rencores, abusos, la mala vibra que emitimos los unos a los otros y que muchas veces, son las que traen a la persona en un desequilibrio total y que son bloqueos energéticos.

También existen interferencias físicas o externas, como pueden ser; una dentadura en mal estado o espacios vacíos, cicatrices, una fractura reciente o que no soldó bien, una pobre alimentación, toxinas de medicamentos, que evitan el flujo de energía en forma adecuada.

PARES DE INTERFERENCIAS

5ta.Dorsal- 1y 2da.Lumbar (B) meningococo, problemas medulares, en el caso de interferencias puede haber dolor de piernas, espalda baja, cansancio mala circulación. ¿Donde se impacta esta par?

En el cuello; abajo de la nuca empiezan las cervicales y al terminar éstas, está una jorobita o bolita, ahí empiezan las dorsales, pongan 5 dedos, en forma horizontal y esa es la 5ta.dorsal, (mas o menos pongan en ese espacio el imán negativo, luego calculen doce dorsales, ahí por la curvita o hueco de la espalda baja están las lumbares, pasan el imán positivo y en cuanto detecte la lumbar indicada, la pierna se emparejará, cerrará). En este caso estamos impactando estos pares, porque no había respuesta en el cuerpo, entonces si no se acorta o no cierra, de todos modos póngalos, para que el organismo suelte el amarre emocional o energético.

Sacro-Sacro (B) proteus mirabilis, prob. Muscular y de articulaciones, rodillas y piernas. Puede provocar infertilidad en hombres y presión ovárica en mujeres.
(Al terminar las lumbares, son cinco, empieza el hueso sacro)

Iliaco-Iliaco (E) Elena, disfunción gastro-intestinal, en este caso, puede aquejar un dolor de ciática, dolor de espalda baja. (Se localiza en los huesos que se sienten a un lado y otro de la cadera, y se impactan en la parte trasera)

Cuadrado-Cuadrado (B) treponema pallidum, falsa artritis, reumatismo articular, falso. Dolor de costado o de espalda. (se encuentran a un lado y otro de las dorsales, abajo de los rinones)

Aquiles-Aquiles (B) shigella, prob. Digestivos, dolores de cabeza, malestar general. Dolor de piernas. (Se ponen los imanes arriba del tobillo, ahi por donde empieza el chamorro)

Una vez, que ya impactaste (pusiste imanes) estos pares, los siguientes empezarán a salir, conforme los vayas nombrando.

El biomagnetismo, también es arte, ya que será un reto para el terapeuta, poner los imanes en los puntos que el cuerpo nos dice.
Es necesario recurrir a nuestra imaginación, sobre todo en lugares estratégicos, como pineal, temporal, los costados del cuerpo etc.
Siempre buscando que luzcan de una manera armoniosa y principalmente que no lastimen al paciente y que se sienta cómodo. El lado que está marcado con la polaridad, (mas adelante te diré como identificar la polaridad, para tenerlos listos en una terapia) es el que se pone en contacto con el cuerpo, (encima de la ropa) donde se encuentra el o los órganos afectados.

Otro grupo que pertenece al factor energético-emocional, son las posesiones; (en este aspecto, no se refiere a posesiones malignas, de las que se requiere un exorcismo, se podría dar el caso, pero si no se tiene la capacidad y la preparación, es mejor sugerirle al paciente, busque a la persona indicada para estos casos.)

Esto es con respecto a esas entidades, que ya mencioné y que se aferran al plano terrenal en busca de personas débiles, ya sea porque pasan por alguna depresión, baja en sus defensas orgánicas, alcoholismo, drogadicción, etc.

Se adhieren, generalmente, en la parte de la nuca, espalda y hasta en las piernas. Según la autora del libro, Una Luz de Esperanza, dice que muchos niños nacen con alguna enfermedad, y que en realidad, son posesiones que pasaron de la madre al hijo, al nacer.

Ella se dedica a sacar todas estas entidades y cuenta con una clarividente, que le va narrando lo que ve, y como estos seres provocan tanto daño a las personas.

Con respecto a esto les puedo comentar: Tengo una paciente de 5 años de edad, cuando la vi por primera vez, se escondía atrás de la madre y estaba a punto de llorar. Le pregunté, a la señora que mal le aquejaba, entre otras preguntas mas, bueno la principal son sus anginas, casi desde que nació ando batallando con ella, ya la llevé con varios médicos y no sana, por lo que me proponen operarla. La subí a la camilla, estaba tensa las lagrimas le rodaban por sus mejillas, la tranquilicé y empecé el rastreo; pregunté por interferencias, si, posesiones también. Elegí trabajar con bio-energía para no saturarla de imanes e irle sacando posesiones, toqué sus anginas, se veían y se tocaban coma la mitad de un limón en cada lado, coloqué imanes negativo lado derecho, positivo lado izquierdo, 2000 o 3000 gauss, mas o menos del tamaño de una moneda de cinco pesos.

Al terminar la terapia, la mirada de la niña era Dulce y vivaracha. su semblante no era el mismo, ya no estaba nerviosa, sus anginas habían disminuido a la mitad. En este momento lleva la segunda terapia y la abuela comenta verla mucho mejor, ya no ronca, la angina izquierda ya desapareció y la derecha todavía se le siente, su respiración es mas tranquila y ya no tiene miedo estar sola. Que maravilla comenté, pero todavía le falta, percibo mas daño energético, pensé.

Con esta experiencia me queda muy claro, que estas energías interferentes, estuvieron en el momento de su nacimiento o podría ser antes, eso ya no importa.

En estos casos, es muy común que el paciente se sienta nervioso, con alteraciones psicológicas severas, como miedo, angustia y que hace que tanto su cuerpo físico, como su entorno, se vuelvan grises, todo les sale mal, su organismo cada vez está peor, les cuesta trabajo pedir ayuda.

Cuando yo empecé a dar terapias de biomagnetismo, este era un tema que siempre pasaba por alto, y que me parecía era un asunto para otras personas. Sin embargo, la vida me fue poniendo todo este tipo de tropiezos, en los que ignorarlos, seria no avanzar, o bien, dejar una terapia a medias, fue un inicio de experiencias, en el que aparecían dolencias o sintomatología, característica de alguna enfermedad, cuando minutos antes me sentía de maravilla. Intercambiando experiencias con algunos compañeros y observando pacientes; cuales eran sus males, motivo de su visita, que cambios tenían después de la terapia: Hacía el rastreo, y si le salían problemas energético-emocionales, solo me enfocaba en lo emocional, teniendo que aceptar, que estas entidades invisibles, o bien energías negativas, emitidas por los seres humanos, y que hacen daño, tanto al que las emite como al que las recibe, no les damos importancia o las ignoramos.

EL BIOMAGNETISMO PUEDE CURAR TODOS TUS MALES, APRENDE COMO HACERLO.

Sin embargo, esto no sucede en nuestros campos energéticos, en los que queda registrada toda esta actividad, y para los que representa una carga emocional, como ya lo mencioné anteriormente, afectan al sistema nervioso.

Dentro de las experiencias que he tenido, les platico; hace algunos meses, me fui de paseo a Veracruz, menos de una semana, fueron unos días de descanso, me la pasé bastante bien, ya de regreso, a medio camino, comimos en un restauran, que estaba a un lado de la carretera, continuamos hasta llegar a casa.

Me instalé en mi recamara, ropa de descanso y me senté a ver un programa de televisión. Tendría unos cinco minutos, cuando empecé a sentir una ansiedad, acompañada de taquicardia, esto se fue volviendo mas intenso al grado de sentir que me asfixiaba, lo primero que surgió en mi mente, me quiere dar un infarto, inicie un masaje en la mano, en el punto reflejo, análogo al corazón, (terapia de holograma o su-jok) y no pasó nada, sentí que me estaba sugestionando, traté de tranquilizarme, ventilé el cuarto, apagué la televisión, y los síntomas solo bajaban por unos instantes, luego regresaban con mas intensidad, me incorporé para pedir ayuda, que me llevaran al hospital, pero me dio un leve mareo, me quedé quieta, y comencé a preguntarle a mi cuerpo, si eso que me pasaba era un infarto, y respondió que no; mi reacción fue, no puede ser, e inicié un auto rastreo, y la respuesta fue energético, de que tipo?…posesión.

Ya mas tranquila me recosté, me coloque los imanes, (abajo citados) esa sensación fue bajando lentamente, hasta desaparecer. Por supuesto, que ahora hago hincapié, en cada paciente, he aprendido otras técnicas para quitar este tipo de posesiones, y siempre hay de que sorprenderse.

(Si tú tienes estos síntomas, sufres de hipertensión, sobre peso, estrés, antecedentes familiares, etc. no titubees y solicita ayuda medica, y si conoces alguna terapia, como el su-jok, practícala en lo que llega el auxilio medico.) Figura 2

A este respecto, el biomagnetismo tiene siguientes los pares;

Pineal-Pineal (D) vitíligo, hipocromia *(falta de hemogoblina en la sangre)* regula la sexualidad y glándulas suprarrenales, se altera por traumas psíquicos, como disfunción, puede provocar vitíligo. Hay pacientes que dicen sentir algo muy pesado arriba de la cabeza, acompañado de aturdimiento y visión borrosa.

Pómulo-Pómulo (P) plasmodium vivax, prob. Digestivos. También es muy eficiente para cualquier problema de gripa, constipación.

Vejiga-Vejiga *(B) estreptococo G.* prob. Renales, incontinencia

Axila-Axila (V) rabia. Prob. Respiratorios, gripas recurrentes.
Sintomatología laríngea, otitis crónica, problemas en SNC, conductas agresivas, asma, alteraciones en tiroides, paratiroides y parótida.

Cerebelo-Cerebelo (B) estreptococo salibarius, crisis convulsivas, mareo, dolor en cuello.

Mapa de holograma en mano o su-jok.

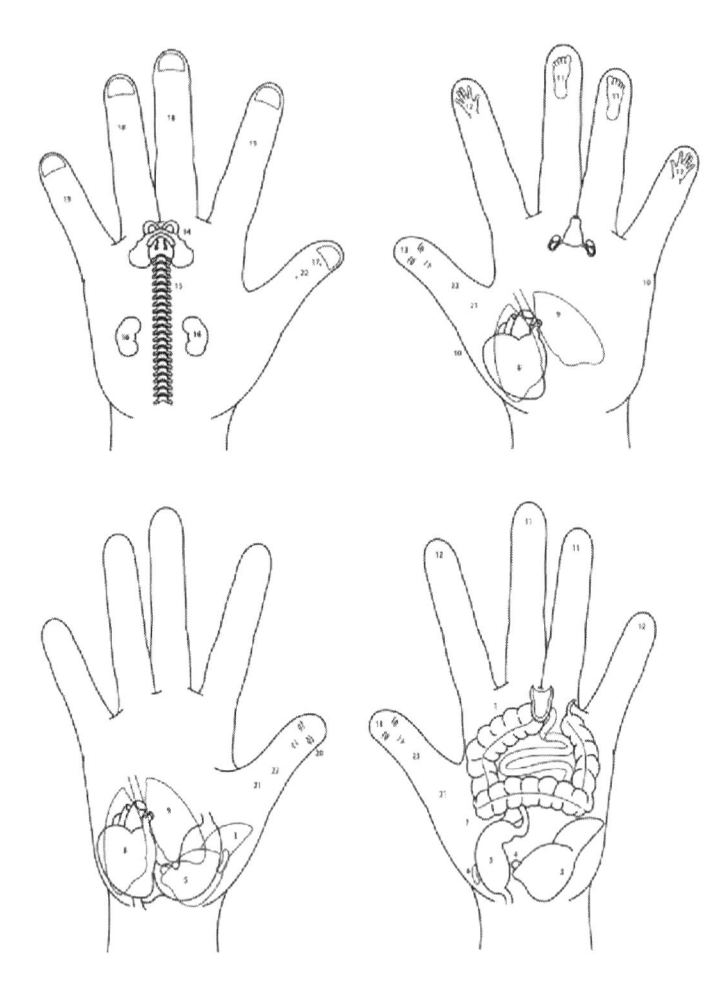

1.-Colon, 2.-Intestino delgado, 3.-Hígado, 4.-Vesícula B. 5.-Estomago, 6.-Bazo, 7.-Páncreas, 8.-Corazón, 9.-Pulmón, 10.-Hombros, 11.-Piernas, 12.-Manos y brazos, 13.-Cabeza, 14.-Coxis, sacro, 15.-Lumbares, 16.-Riñones, 17.-Nuca, 18.-rodillas, 19.-Codos, 20.-Oídos, 21.-Tiroides, paratiroides, 22.-Craneales, 23.-Garganta, anginas, laringe.

Esta terapia es muy eficiente, es un método de curación mediante la activación de la mano y/o el pie, ya sea que des masaje o presiones los puntos de dolor, correspondientes a los órganos, como se muestran en el esquema.

El microorganismo que sostiene a estos pares, (Pág.27) manifiesta esos malestares; sin embargo, cuando hay un problema emocional-energético, y el cuerpo reporta posesión, los síntomas son muy parecidos.

Hace algunos meses atendí a una paciente que me comentó tener ya varios años con un dolor en la cabeza, en la parte de superior, donde localizamos el chacra No.7 o de la coronilla y, que en el bio-magnetismo impactamos el par pineal-pineal. Además, añadió, tengo una neuropatía-encapsulada (que será eso, pensé) con la que tengo que navegar para toda mi vida, este dolor sale del ojo derecho y se reúne con el que ya tengo en la parte superior de la cabeza, por lo que tomo analgésicos todo el tiempo. Mi cabeza la siento aturdida, es una pesadez en la nuca y en ocasiones me mareo.

En cuanto tomé su cabeza y empecé a sintonizarla, para iniciar el rastreo, me di cuenta que eran posesiones, coloqué imanes para interferencias y posesiones, posteriormente continué con un rastreo normal. Al terminar la terapia, ella comentó sentir la cabeza muy livianita y sin dolores. Las terapias fueron cuatro y su sanción fue integral. Debo contarles que en el transcurso de mis experiencias y mi interés en que las personas sanen o bien que ese sufrimiento o dolor físico que traen, se les desaparezca, he desarrollado cierta habilidad para quitar esos sufrimientos. Cuando estudié naturismo, me enseñaron que cuando practicamos algún tipo de terapia, solamente somos canales a través de los cuales va a llegar la sanción al paciente.

Sin embargo, yo podría añadir que es el amor a lo que tú haces, un interés primordial en que el paciente sane sin una finalidad lucrativa; por supuesto que es muy importante establecer una cuota por tus servicios, que también sirva de estimulo al terapeuta, pero sin abusar.

En días pasados llegó a mis manos un libro que se titula Radionica, de David V Tansley. Yo me imagino que ya muchos habrán oído de este sistema de curación, y que en realidad es algo muy parecido a lo que hoy llamamos Bio-energía, solo que la Radionica utiliza algún tipo de instrumento para curar a distancia y por supuesto el principal eje son la energía y el pensamiento. Es un libro bellísimo que me aclaró muchas dudas y entre ellas lo que menciono arriba; este es un breve pasaje.

"Si un practicante empieza a diagnosticar en términos de chakras y cuerpos sutiles, el resultado será la sensibilización de sus propios sistemas a estos niveles; debe recordarse siempre que "la energía sigue al pensamiento" si diagnosticas los chakras y se piensa en estos términos, como ya he dicho se sensibilizarán en el practicante estos sistemas. Esto tiene, por supuesto, como resultado el impulso de su propio desarrollo interior de un modo equilibrado.

Le capacitará prescindir de cualquier forma de instrumentación radionica, ya que a fuerza de trabajar duro en el servicio a otros, llegará a darse cuenta que sus sistemas de energía son el mejor instrumento curativo, que se ha ideado nunca; capaz de detectar el mas pequeño desequilibrio en la salud del paciente, y puede seleccionar y transmitir conscientemente las energías curativas necesarias.

La técnica para hacer un auto rastreo, y que también lo puedes aplicar a un paciente, cuando esta imposibilitado de las piernas, o bien por otras razones que con la experiencia irás aprendiendo, es la siguiente;
    Juntas las manos, cierras la mano izquierda, encima pones la mano derecha, los dedos pulgares en posición vertical, empiezas a dar pequeños golpecitos, uno contra otro, al tiempo que haces alguna pregunta, por ejem.
    Puedes preguntar, si tu eres…das tu nombre, notarás que tu dedo derecho empieza, inevitablemente a deslizarse, lo cual al igual que las piernas, será una respuesta positiva.
    Puedes preguntar si esa es una repuesta afirmativa, y si vuelve a desplazarse el mismo dedo, queda confirmado que si. Por supuesto que el dedo izquierdo, en caso de retraerse, será una respuesta negativa. Recuerda, que la practica ira despejando muchas dudas.

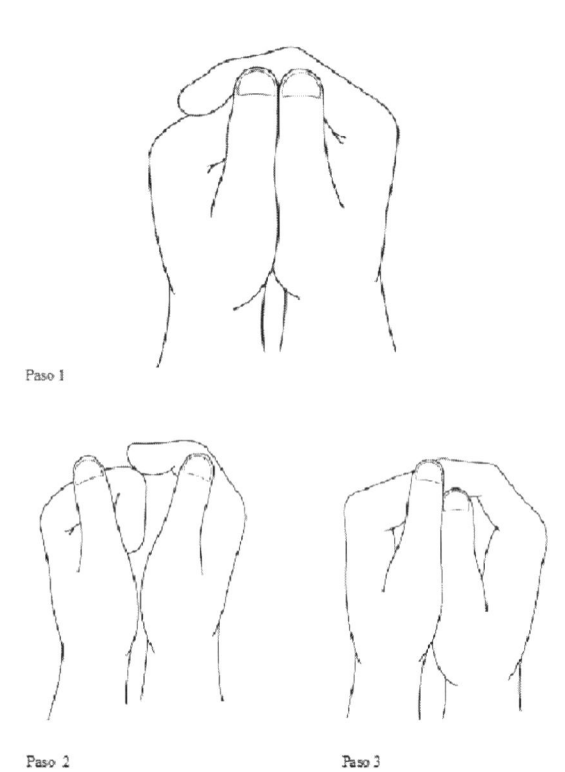

Paso 1

Paso 2   Paso 3

¿Que tan acertada es esta técnica?
    Tanto como tu seguridad y la fe en los conocimientos adquiridos te lo permitan.
    Cuando empiezas a practicar haces el rastreo tomando los pies del paciente y, al mismo tiempo algún compañero lo hace con las manos, de esta manera te

darás cuenta que tan acertada es. Ya que irán cotejando los pares que a él le salen, con los tuyos. Si estás tu solo tendrás que practicar de las dos formas para que tanto tu cerebro como las demás células esparcidas en todo el organismo, capten y configuren lo que tu quieres saber, lo cual se podrían obtener repuestas, diría yo casi del 100 %

Me gustaría compartir con ustedes, la siguiente experiencia con una paciente:

Mujer de 68 años de edad, la primera vez llegó a consulta fue con problemas en el hígado, esto le provocaba un terrible cansancio y debilidad. Hoy a la cuarta terapia, ya no tiene ese problema, sin embargo ahora, el motivo de su visita es de un dolor en el pecho, depresión, inflamación en abdomen bajo, que le hacen sentirse terriblemente mal.

Por supuesto, que a simple vista es un problema digestivo.

Una mala alimentación, que le ocasiona estreñimiento, esofagitis e inflamación en colon.

Al hacer el rastreo, su cuerpo sólo nos dice que son problemas emocionales; interferencias y posesión.

Una vez que puse los imanes correspondientes, volví a preguntar, y ahora si aparecen los pares físicos;

Pineal-pineal; anteriormente mencione, es una disfunción y, en este caso podría ser la edad, y se puede manifestar en; Irritabilidad, histeria, obsesión, neurosis, ustedes saben cosas de la menopausia, que a fin de cuentas no sabemos ni cuando empieza ni cuando termina, porque una vez que empezó, ella termina con nosotras, por supuesto, si nos dejamos, y el par biomagnetico es una muy buena alternativa.

Cuento esto, por mis experiencias como mujer y como terapeuta, y por supuesto que todas estas manifestaciones propias de cierta edad, las entiendo perfectamente; soledad, tristeza, los hijos ya se fueron y si están contigo, viven en otra dimensión, el marido (si todavía vive) es un bulto o tú un bulto para él. También puede suceder que se sienta un chamacon y tú ya no eres su prioridad. ¡Nada de esto impedirá que tú sigas el curso de tu vida con dignidad, con alegría! Recuerda que si Dios nos dio la capacidad de <u>tener hijos</u>, lo demás es pan comido.

Temporal-temporal, fiebre, dolor de cabeza, altera el sueño.

Ojo-ojo. Este par, también es muy común que salga en personas de esta edad.

Hiato-esófago, tiene manifestaciones de influenza o gripa común, reflujo, opresión en el pecho, eructos.

Píloro-hígado, puede haber desde inflamación en el hígado, gases, hasta comezón anal.

Esófago-vejiga, algunas de sus manifestaciones son; fatiga, perdida de peso, escalofríos, dolor muscular.

Colon ascendente-colon descendente, es un herpes, por lo tanto es bastante molesto y doloroso, provoca dolor intercostal.

La paciente se fue bastante bien. Un problema emocional, le provocó alimentarse mal, y en un ambiente no bueno para su estado anímico, desencadenó malestares físicos.

Se da el caso, que algunos pacientes regresan a sus terapias cada tercer día, o bien hasta los ocho días, según la recomendación del terapeuta o sus posibilidades.

Sin embargo cada vez que le hacemos el rastreo, le vuelve a salir posesión. Los imanes registran los órganos dañados, y el terapeuta irá preguntando por los respectivos pares, éstos se impactan, y el paciente se va a sentir muy bien; pero no sabemos, si ese problema emocional se fue o sigue ahí.

Por lo que es necesario volver a preguntar, si hay posesión. ¿Porque pasa esto? Me preguntó una paciente, las respuestas son muchas, y tal vez, al terminar de leer este libro tengas la respuesta.

Con respecto a esto, me gustaría compartir algunas curas, que sirven de apoyo, y que alejan estas entidades.

La oración, dentro de tu religión, que oraciones son las mas apropiadas, si eres católica, en el nombre del padre del hijo y del espíritu santo, respira profundamente y encomiéndate a Dios.

Poner una imagen de San Miguel Arcángel, del Sr. De la Misericordia, o de San Ignacio de Loyola, San Francisco de Asís, encima del paciente, es una protección maravillosa: aún que le pidamos a Nuestro Sr. Jesucristo, porque en realidad es el mismo. No es conveniente poner la imagen de Jesús en la cruz, porque en ese momento, él está sufriendo, su nivel vibratorio es bajo, está rodeado de lágrimas y dolor, sin embargo el Sr. De la Misericordia es un ser triunfante, feliz, viene dispuesto a seguir ayudándonos, ofreciéndonos todo su amor. Estas estampas, aunque sean de papel, la imagen que representan es de una vibración muy alta y tu cerebro así las capta, pueden estar registradas en tu código genético desde principio de la misma humanidad.

Dice una especialista en sacar posesiones, que la Fe y el amor a nuestro Sr. Jesucristo es la mejor arma para retirar estas entidades.

Por supuesto, que mucha seguridad, fe y amor a lo que estas haciendo, ordenar a esa energía, que en nombre de nuestro Sr. Jesucristo, salga de ese cuerpo que no le pertenece, una oración (un padre nuestro, mentalmente) y seguir con tu terapia.

Hay terapeutas muy religiosas, que generalmente hacen oración al paciente, antes o durante la terapia, logrando resultados excelentes. Por ejemplo, una compañera utiliza los salmos. Ella le pregunta al cuerpo por medio del péndulo, si el problema de salud que tiene el paciente, puede sanar con los salmos, y empieza a nombrar cada uno de ellos, por el numero, cuando el péndulo contesta afirmativamente, o empieza a girar, ese es el salmo que debe de rezarle, éste puede ser sintetizado y su efecto es igual. Los resultados que ella ha visto son sorprendentes. Es una conexión divina, con ese ser superior, Dios, es la energía, es la Ley de Atracción.

EL BIOMAGNETISMO PUEDE CURAR TODOS TUS MALES, APRENDE COMO HACERLO.

Me gustaría platicarles que en esto de las posesiones, yo les llamo así, pero podrían ser energías interferentes, puntos astrales o lo que se les ocurra que puedan ser, todo depende del plano vibratorio en el que se encuentren y que es lo que quede de ellas. También les podríamos llamar células interferentes, ya que están en un cuerpo que no les corresponde y en un plano o nivel vibratorio que no es el de ellas, provocando un desequilibrio y malestar general. El maestro, Antonio Salas Velasco, científico, investigador en el área del biomagnetismo y muchas especialidades más, dice que; al estar haciendo un rastreo con el par-biomagnetico y, que al preguntarle al cuerpo por tal órgano, tejido, hueso, músculo, etc., y éste responde energéticamente al retraerse una de las piernas, lo que en realidad pasa es que estamos estableciendo un dialogo celular, ya que éstas guardan en su ADN, información inteligente de todo lo que queramos saber, porque en realidad son, Células Inteligentes.

Lo que yo he percibido, que hay unas que a la primera orden de que salgan, se van, sin embargo otras tienes que recurrir a toda tu experiencia, sabiduría y sobre todo fe y amor a Dios para que salgan y, pueden tronar paredes, vidrios, corrientes de aire inesperadas, pero ese es el momento en el que salen. Y aun así, buscarán la forma de intimidarte o asustarte cuando sea el momento oportuno para ellas, por ejemplo en un sueño, o bien cuando estés solo, en la oscuridad es su mejor momento. Recuerda que estas rodeado de seres de luz, pero que no pueden intervenir en tu libre albedrío, hasta que un pensamiento de alta vibración como, o un "Dios mío ayúdame" esa borrasca de miedo y oscuridad se desintegra, y siempre recuerda que, no son más que tú. La energía sigue al pensamiento, y en estos casos nos queda una sensación de miedo, porque nuestro cerebro así lo tiene registrado, por creencias, la religión, la educación que tuvimos o experiencias de esta misma categoría. Retomar un camino espiritual, sin importar lo que tú seas, ni a lo que te dediques, tal vez eso sea lo que tus seres de Luz quieran de ti y tal vez esa sea la razón por la que no intervienen cuando eres victima de una serie de eventos negativos y oscuros. Como experiencia les diré que un antídoto muy efectivo para todas estas energías malignas es, El Salmo 23, es bellísimo, no importa a que religión pertenezcas, apréndetelo, te da tranquilidad, seguridad, alegría, paz, plenitud de vida, aquí se los muestro:

"El Señor es mi pastor, nada me faltará. En prados de hierba fresca me hace reposar, me conduce junto a fuentes tranquilas y repara mis fuerzas. Me guía por el camino justo, haciendo honor a su nombre. Aunque pase por un valle tenebroso, a ningún mal temeré, porque *Tú estás conmigo*. Tu vara y tu cayado me dan seguridad. Me preparas un banquete en frente de mis enemigos, perfumas con ungüento mi cabeza y mi copa rebosa. Tu amor y tu bondad me acompañan todos los días de mi vida; y habitaré en la casa del Señor por años sin término."

P. Eduardo Sanz de Miguel, o. c. d.

Otra cura muy sencilla, es tocar una campanita alrededor del paciente, unas tres veces. Funciona de maravilla.

Si a pesar, de todo lo que has hecho esa entidad, sigue ahí, sintoniza directamente con ella, explícale que ya no pertenece a este plano y que tiene que seguir su destino, enfatiza enérgicamente que no lo quieres ahí, que los ángeles lo guiarán hacia el camino de la luz. Es muy común, que cuando ya tienes más sensibilidad al dar las terapias, en cuanto tomas los pies del paciente, con estos problemas, sientes un escalofrío de cabeza a pies, cierto mareo, desbanecimimeto, etc. No titubees ni tengas miedo, decía Jesús, que una posesión, es como cuando alguien quiere aduañarse de tu casa, primero te atemoriza para irte quitando fortaleza y así lograr lo que quiere. A este respecto Jesús dijo;

"Pero, si es por el espíritu de Dios que yo expulso a los demonios, significa que ha llegado ya a vosotros el Reino de Dios. O, ¿como puede entrar alguien a la casa de un hombre valiente y quitarle sus bienes, si primero no lo ata? Solo entonces saqueará su casa." Mateo, 12,22-29.

Más adelante te daré algunas formas de protegerte, que te darán seguridad y fuerza de voluntad.

Capitulo 3

¿Son las Limpias una terapia vibracional?

A lo largo de la medicina tradicional mexicana, principalmente en los pueblos, han existido infinidad de curanderos, como todos sabemos.

Ellos practican la herbolaria, conocimientos que han adquirido a través de sus padres, abuelos, etc.

Y que algunos son excelentes médicos curanderos, ellos pueden curar desde un mal físico hasta un mal emocional. Y a este respecto, me refiero a las **Limpias,** muchas personas se refieren a estas prácticas, como un asunto de brujería, en este caso, no existe tal práctica, simple mente limpian el campo energético de las personas, en el que, como ya lo mencioné, puede haber un bloqueo, un desequilibrio, una posesión, una energía negativa y muchas otras cosas mas.

Estos médicos curanderos, se han dado cuenta, por experiencia, por conocimientos adquiridos, por intuición, etc. que existen plantas muy especiales, que absorben toda esa energía densa y que curan a las personas. En una ocasión, una persona, por cierto muy religiosa, me decía que como era posible que yo creyera en eso, que esos curanderos eran unos charlatanes (también los hay) y que practicaban la brujería.

Sentí algo de tristeza, ya que, como terapeuta había escuchado esos comentarios de mi persona.

Y al respecto le dije; ¿que piensas de los seres humanos que viven en lugares apartados, como en el campo, o en rancherías alejadas de la civilización? ¿Tú piensas que ahí no está Dios? A esos curanderos Dios les dio la sabiduría, el don para curar.

Generalmente estas personas, enfermas, no tienen a su alcance un medico, o que si lo tienen, no cuentan con los recursos económicos, para pagar sus servicios y mucho menos para las medicinas.

Hoy en día sabemos que estas plantas que se utilizan para las limpias, tienen un campo energético muy amplio y que fueron diseñadas, programadas, con una frecuencia vibracional al servicio del hombre.

Ya que el Ser Divino que nos diseñó, al igual que a las plantas, a los animales y minerales, sabía, que al ocupar el mismo universo, estaríamos regidos por una Inter-acción magnética, provocada por una continua vibración de las partes que nos forman.

Hace unos días, tomé un curso, que me llamo mucho la atención y que de alguna forma yo buscaba, "curso de limpias" dentro de las plantas que mas me atraen, son la Albahacar, tanto para problemas digestivos, tomada como infusión, como para limpiar tu casa y tu persona, que aunado a tu fe, y las propiedades de la planta, los resultados son magníficos.

El curso me pareció bueno, la maestra muy profesional, algunas cosas las desecho. Quiero compartir con ustedes, algunas limpias que les pueden servir como apoyo de la terapia de biomagnetismo. Ya que, si somos seres con energía electro-magnética, somos sensibles a cualquier tipo de vibraciones, buenas y malas, según el nivel vibratorio, en el que te encuentres.

Las plantas de olor como; la albahacar, la ruda, la hierbabuena, el romero, la manzanilla, el pirul y otras tantas que existen en la herbolaria mexicana y que Dios ha puesto a nuestra disposición, para remediar tantos males.

La Albahacar, es de mucha ayuda para desbloquear, es decir cuando tu vida esta estancada y no lo ves claro. Limpia con un ramo de esta planta de la cabeza a los pies, y pides que se abra un vórtice de luz y que todo lo malo que te ha pasado se convierta en bueno, y al terminar, ordenas se cierre el vórtice.

El ramo que utilizaste, lo hierves en ½ L. de agua, por 5 min. Después tiras el agua al lavabo y la planta a la basura. El albahacar atrae muchas bendiciones.

Esto me enseñaron en el curso, sin embargo te diré: Todo lo que existe en el universo, emite vibraciones, provenientes de cargas magnéticas, por lo tanto, al estar en contacto con el ser humano, armonizan la polaridad en la que tú traigas un desequilibrio.

La albahacar en especial, equilibra sus polaridades magnéticas, entre la raíz, las hojas, tallos y flores. Los tallos y las hojas tienen polaridad negativa, de tal forma, que si limpias todo tu campo energético (aura) con este ramo, vas a sentir tranquilidad, bien estar; recuerda, está desbloqueando, porque eso que estaba estancado, era un desequilibrio de tus polaridades orgánicas, por lo tanto, tomar una terapia de bio-magnetismo estará haciendo esta misma función.

Sin embargo, este es un recurso muy eficiente, si no tienes imanes, si crees que la terapia no fue suficiente, si tu fe en las plantas y en este tipo de prácticas es tan grande, que crees que es necesario, etc. ya que todas tus creencias, tus pensamientos, tus anhelos, tus deseos, etc. llevan una carga magnética, que atrae todo lo que tú necesitas.

La Ruda; hierve un manojo de ruda, en unos 3 litros de agua, primero, te bañas y al final te enjuagas con esa agua, la que sobre la rocías alrededor de tu casa o de tu recamara, todo esto te quita salaciones y abre nuevos caminos.

La Ruda, tiene carga magnética positiva, y equilibra su polaridad con la raíz negativa. Una persona, que tiene "mala suerte" que siente, que en todo le va mal, y que ya se programó para que le vaya mal. Cuando esto pasa, es como una computadora, se tiene que formatear de nuevo; es decir, tendrá que sacar rencores, envidias, malos hábitos con los que hemos dañado a otras personas, (como burlas, sarcasmo, prepotencia etc.) perdonar, yo sé que no es fácil, sin embargo, lo primero es reconocer, que uno tiene esos sentimientos y pedirle a Dios que se los lleve, que no los quieres, y esto lo harás todas las veces que sea necesario, en el momento que lo sientas, hasta que logres sentir un bien estar en todo tu cuerpo, probablemente en meses, logres sacar sólo uno, "excelente," los demás serán más fácil.

"Cuando me despojo de lo que soy, me torno en lo que podría ser."
(Lao-Tse)

Muchas veces traemos, desde la infancia "etiquetas" de chaparra, fea, gorda, tonta, etc. que limitan tu autoestima y que hace que guardes sentimientos negativos, que no permiten mostrar tu verdadera personalidad y que cada que te ves al espejo, te ves con coraje y con desprecio.

Recuerda que somos esencia divina, que Dios nos hizo a su imagen y semejanza, nuestro organismo es perfecto, cada músculo, huesos, tejidos, órganos, cerebro y todo lo que lo forman, funcionan a la perfección, jamás descuidan sus funciones.

Es nuestra forma de comer, de pensar, de actuar, que van formando malos hábitos, excesos que desequilibran sus funciones, y que hacen, que los seres humanos no seamos perfectos; pero espiritualmente si lo somos, pídele a Dios, a esos seres de luz, que te iluminen, que te ayuden a ser mejor ser humano, a sacar desde tu alma todo lo bello, lo inteligente, lo fuerte que eres.

Porque ver a través de tus ojos tantas bellezas que nos ofrece la vida, como un paisaje de montañas nevadas, el bosque, la infinidad de flores hermosas que existen, un atardecer en cualquier lado que tú te encuentres, etc. etc. Saborear una exquisita fruta, el platillo de tu preferencia, el postre que mas te gusta. Por otro lado, los olores, como los naranjos en flor, tu perfume favorito, el olor a tierra mojada, cuando empiezan las primeras lluvias, y tantas esencias exquisitas que hay.

Escuchar la música que mas disfrutas, la risa de tus hijos o de cualquier niño, el trinar de los pájaros, etc. etc. Sentirnos agradecidos por todo lo que nuestros sentidos nos pueden ofrecer, que importa si los ojos son chicos o grandes, feos o bonitos, o si la nariz es grande, chata o pequeña, si tus orejas no son las que tú quisieras. Recuerda tu aspecto físico lucirá como te sientas.

El Dr. Horacio Jaramillo L. nos dice en su libro; "Hechizos de la mente" que el cuerpo es el vehículo que la vida nos dio para que podamos crecer interiormente. Y sin importar como estemos físicamente, gracias a los radares y receptores de los sentidos, captamos las maravillas del universo.

Limpiarse de cabeza a pies con un ramo de ruda, o enjuagarse con el agua, estimula y activa los centros de energía, por lo tanto el sistema nervioso empieza a mandar mensajes a todo el organismo.

Este es el momento para que te recargues de pensamientos positivos, por ejemplo; "Me quiero tal y como soy." "A mi vida llega el amor, porque es los que yo deseo." "El amor y la fortuna llegan a mi, como un regalo de Dios." "Aprendo a querer, para tener lo que deseo". Etc. etc.

El perejil se utiliza igual que la ruda, y te ayuda a mejorar tu trabajo, sobre todo si tienes un negocio, para mejorar la clientela, en este caso también prende una vela amarilla, y un ramo de esta planta a manera de adorno, todos los días en tu negocio.

El mejor día para hacerte una limpia es el sábado, luego le sigue, martes y viernes.

La sábila, pertenece a Marte; tener una planta de estas en la puerta de tu casa o de tu negocio, te protege.

Puedes hacer un ramo con una o varias de estas plantas, limpiar toda el aura del paciente, haciendo hincapié en axilas e ingles, espalda desde cervicales hasta coxis y piernas, es mejor dirigir tú la limpia, de lo contrario, tienes que estar protegido.

Una forma de protegerte, es usar un cordón rojo, en la cintura, ¿porque rojo? El rojo atrae el amor y despierta al amor, esa es su vibración, si tú crees que te tienen envidia o cualquier otro sentimiento negativo, esa persona bajará la guardia, ya que se verá envuelta en ese sentimiento, que mueve el color rojo. Hay expertos en estos temas que recomiendan la pulsera del ojo turco, ya sea un cordón rojo y en medio un ojo turco, o bien una pulsera de puros ojitos.

Es necesario que sepas, que si eres una persona, agresiva, explosiva o bien, si estás muy estresado, usa un color rosa o blanco, para que se estabilice el estado impulsivo en el que te encuentras. Ya que, de otra forma, las vibraciones que emitas, se incrementarán con las de otra persona igual a ti, formando un campo negativo que en cualquier momento explotará.

Si trabajas en un ambiente muy denso, puede ser una funeraria, cerca de un panteón, etc. lo ideal es el pentagrama o tetragrámaton.

La estrella simboliza al hombre, encerrado en un cuadro, que simboliza los cuatro elementos, aire, tierra, fuego y agua, y que a su vez debe estar encerrado en un triangulo, que representa la trilogía, padre, hijo y espíritu santo, todo encerrado en un círculo, que es la divinidad, Dios.

Así como simbología, para representar a Júpiter, Marte, Venus mercurio, saturno, el sol y la luna, que te darán fuerza, amor, seguridad, equilibrio, prosperidad, según lo que tu necesites, y donde lo pongas, protección divina, si lo usas en tu persona, puede ser como un dije, colgado en tu cuello.

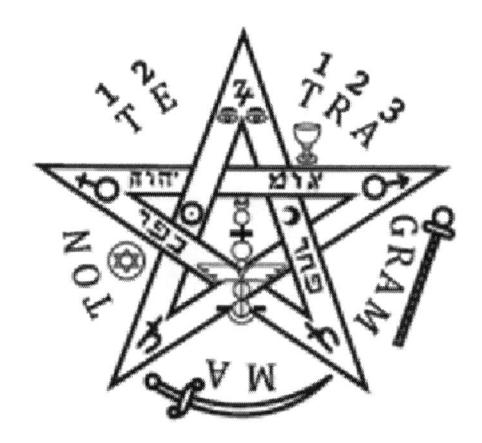

En el feng-shui, existen curas, y son muy eficientes, para estos casos; pueden ser plantas a uno y otro lado de tu casa, en este caso las que tengan flores; Los móviles, esferitas de cristal, busca y observa con cual de todas te sientes mejor o te agradan más.

Dentro de las plantas de ornato, existen las que te atraen, te gustan y buscas con alegría donde ponerlas, sientes su armonía, hay otras que se te hacen bonitas, pero tienen algo que no te acaba de convencer, algo que tú intuyes, por ejemplo; Las de hoja grande, que las limpias y quedan bellísimas, tienen una vibración de alta estima, de hermosa, elegante, de tal forma que si tu eres todo lo contrario, porque eres sencilla, de corazón humilde, eso es lo que no te gusta de ella, su soberbia, por decirlo de alguna manera, busca donde ponerla, que pase desapercibida y no interfiera en tu estado anímico.

Las plantas con hojas que terminan en picos filosos y que no se doblan o que apuntan hacia arriba, atraen a la discusión, al pleito, irritabilidad, su vibración es de una polaridad positiva, fueron diseñadas para estar en el campo al aire libre, no entre cuatro paredes. De esta forma podemos encontrar infinidad de plantas que pueden ser muy benefactoras para ti y mala vibra para otras personas. Los árboles frutales son de muy buena vibra en el patio trasero, en donde pueda haber mas plantas, ya que éstos prefieren los huertos, son como plantas familiares y no les gusta estar de ornato, pueden provocar discusiones, desaciertos, conflictos y muchas otras cosas mas.

Los pinos, sobre todo los que no son muy grandes, que tienes de adorno en tu jardín, fíjate, observa con cuales sientes alegría, bienestar, buena energía, ya que hay unos que su magnetismo es de melancolía, depresión, desolación, los fenómenos atmosféricos eleven su nivel vibratorio. Por lo que su energía magnética es cambiante, y esto afectará en altas y bajas tu estado de ánimo. Todas las plantas, árboles y frutos emiten vibraciones, igual que nosotros, de esta forma compartimos el universo, igual que los animales y minerales, esta es la razón por la que nos afecta el desequilibrio magnético de la tierra.

Otra forma de atraer buenas vibraciones, son las manzanas, las rojas para atraer el amor, las amarillas el dinero y las verdes la salud.

Primero, le dibujas una estrella de David, (figura abajo) en un lado, y le pides que absorba todas las programaciones concientes y subconscientes, relacionadas con el tener, perder y no merecer.

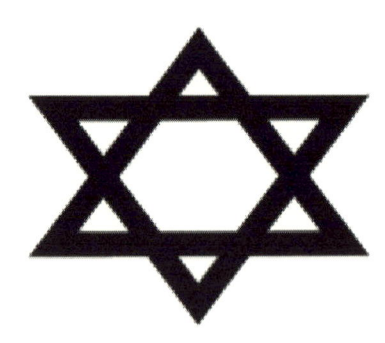

Te limpias de la cabeza a los pies, empezando por el lado derecho, posteriormente el izquierdo, se da énfasis en las axilas e ingles. Se termina aplastando la manzana con los pies, y se tira, pide al mismo tiempo elimine todo lo negativo que hay en tu vida.

Puede ser necesaria más de una limpia, y recuerda siempre tus pensamientos en actitud positiva, la fe y el amor a todo lo que hagas, serán bendiciones que poco a poco irán llegando a tu vida.

Algo muy importante, con respecto a atraer buena suerte a tu vida, les diré que todo lo que aprendan, lo analicen, lo practiquen, pregunten, investiguen, y se darán cuenta que todo existe en el universo y está a nuestro servicio, así como nosotros estamos al servicio de él.

Si sientes que el amor no llega a tu vida, y recurres a la limpia con una manzana roja, tal vez no sea suficiente, sobre todo si no crees necesario pisarla, ya que si analizas las cosas ¿Por qué pisarlas? Siendo que, primordialmente es un alimento, y es una de las frutas más sanas, ya que te provee de vitaminas, minerales, carbohidratos y fibra, con un exquisito olor y sabor, tranquiliza el sistema nervioso, lo cual hará tu vida más placentera en todos los sentidos.

Esto no quiere decir, que después de que te limpiaste con una manzana te la puedas comer, déjala por ahí, en alguna maceta o jardín para que se reintegre a la tierra.

Entonces, si analizas; tener en tu vida diaria manzanas, de todos los colores, traerá a tu vida, alegría y amor ya que armonizan el ambiente con su presencia, comerlas, limpia de tóxicos tu organismo y te dan salud.

Por lo tanto, tu cerebro estará despejado, tu mente más lucida, empezará a atraer (como un imán) todo lo que hace falta a tu vida.

Si quieres tener una presencia agradable, un cutis suave, que te agrade al verte al espejo, la manzana, también aquí será tu mejor aliada, sobre todo si no tienes recursos para cremas especiales o milagrosas. Ralla un trozo de manzana, con la parte mas menuda del rallador, y aplícala en todo tu rostro, incluyendo el cuello y el área de los ojos, déjala ahí unos 30 minutos, lava tu cara y usa tu crema habitual, notaras un gran cambio. Acostumbra hacerlo cada 8 días, lucirás de maravilla, sobre todo si ya también forman parte de tu dieta.

Todas las frutas las puedes usar de mascarilla, claro, primero cómelas, aparta un trozo o bien algún sobrante, incluso la cáscara puede ser la que utilices. La piña es una maravilla, tiene cantidad de propiedades alimenticias como; vitaminas C, A, E, B12, B6, minerales, enzimas que ayudan a tener una mejor digestión, es rica en fibra, es diurética, por lo tanto es tu mejor aliada para bajar de peso. Su jugo es riquísimo y si la quieres utilizar en el aspecto de la belleza; haz una mascarilla de avena y unas cucharadas de este jugo, te quita impurezas y suaviza tu cutis.

Las uvas, aparta las que están marchitas, ábrelas y esparce todo su jugo en el rostro, comerlas y usarlas como tips de belleza son excelentes; te dan juventud exterior e interior, por todos sus nutrientes. (Antes de ponerte la mascarilla, lava tu cara con agua y jabón)

Y si de plano, en el momento que quieres aplicarte una mascarilla, no cuentas con ninguna fruta, revisa tu refrigerador, probablemente tengas una papa, estupendo, ralla un poco y aplícala igual que la manzana.

También la puedes hervir, la machacas, formas una macita y te la pones en rostro, cuello y área de ojos, obtienes los mismos resultados que con la manzana, disminuye ojeras y revitaliza tu piel.

Estos son recursos muy económicos, y muy saludables que te harán lucir bien y levantarán tu auto estima, aspecto muy necesario para la salud.

Existen cantidad de curas, amuletos, etc. que aparecerán en el transcurso de tu vida, sobre todo los que tú necesitas y buscas.

Por ejemplo, si lo que deseas, son nuevas oportunidades, que los obstáculos que lo impiden desaparezcan, procura tener **cocos** en tu casa, pueden ser de adorno en algún frutero, puedes tomar su agua, que es un revitalizante y desintoxicador del organismo, si prefieres, poner un coco atrás de la puerta, prográmalo mentalmente sobre tus necesidades y deseos, (también le dibujas la estrella de David) si quieres discreción en lo que tu deseas, déjalo ahí unos 7 días, y luego lo tiras, en una calle alejada de tu casa, lo pones a la altura del ombligo y lo avientas, hacia atrás sin voltear a ver, (Procura que se rompa, o destapa alguno de sus hoyitos, para que otra persona no lo vaya a usar)

Otra forma es limpiar tu aura, de la cabeza a los pies, con el coco, éste tiene un campo energético amplio y puede captar vibraciones negativas, instaladas en el cuerpo astral, y desde ahí, barre y limpia tu cuerpo físico. Al mismo tiempo pide que tu vida se armonice y despeje tu camino de malas energías.

De esta misma forma puedes utilizar un huevo de gallina, si te sientes nervioso, con malas vibras, etc. Éste tiene un campo energético grande, que absorbe todo lo negativo, puedes utilizar los que sean necesarios, hasta que te sientas bien.

De cualquier forma, con ese deseo y necesidad en tu mente, atraerás a tu vida otros elementos, como cuarzos, flores, piedras, plantas o artesanías hechas de materiales naturales, por las que sentirás una fuerte atracción. Recuerda, son ellos los que te eligen, para equilibrar tu vida.

Tal vez, ya estés pensando; no puede ser, ¿tanta cosa para estar bien? Porque tengo que recurrir a todo esto para tener buena suerte, si hay otras personas que ni siquiera se peinan y tienen una suerte maravillosa.

Desecha ese pensamiento, las comparaciones no siempre funcionan y en este caso el que está hablando, es tu lado negativo. Recuerda, hay personas que aparentemente no tienen nada, sin embargo lo tienen todo.

Sus ganas de vivir, de luchar, de ser las primeras, siempre por el lado honesto y positivo, una puerta se les cierra, pero luchan hasta lograr que otra se les abra. Recurrir a aspectos negativos como intrigas y chismes para lograr lo que quieres, no es recomendable, tarde o temprano lo pagas. (Ley de causa y efecto)

Todo este tipo de emociones, afectan el **sistema cerebro espinal,** el cual forma parte del sistema nervioso, y que también, está en estrecha relación con chacras, meridianos y cuerpos sutiles, cualquier acción en alguno de ellos afecta al primero, o viceversa.

Es muy importante equilibrar los chacras, lo puedes hacer al final del rastreo o al principio, según tu criterio y experiencia.

Para equilibrar o armonizar chacras, existen muchas formas y todas son efectivas. Se puede hacer con un péndulo, empiezas por el chacra 1. Cuando éste se encuentra bloqueado, el péndulo permanece sin moverse, o bien, gira en sentido contrario a las manecillas del reloj, mentalmente ordena a este chacra, que se armonice o desbloquee y el péndulo empezará a girar en dirección correcta, de izquierda a derecha. Si éste no se mueve, hazlo al final de la terapia de imanes, o bien, practica hasta que la energía de él y la tuya, queden registradas en tu cerebro.

Cuando se detenga, continúa con el chacra 2, y haces lo mismo, y así sucesivamente hasta terminar.

Si encuentras que alguno de estos centros de energía, al poner el péndulo empieza a girar fuertemente, es un chacra sobre saturado.

Afectado por estados de ansiedad o algún problema psicológico, ordénale que se armonice hasta que el péndulo empiece a girar tranquilamente.

Existen otras técnicas para activar chacras, como la que propone "Energía Universal" Es mas profunda, y con duración para casi toda la vida.

Siéntate relajado, sin nada que te estorbe, respira profundamente, sacas el aire por la boca lentamente, repítelo 3 veces, busca un punto (que este frente a ti) y ahí fijas la mirada, empiezas a concentrarte en el chacra 7 o de la coronilla, visualiza, en esta zona una rueda o remolino dando vueltas en dirección de las manecillas del reloj. Permanece así dos minutos aproximadamente, hasta que comienzas a sentir algunos signos, como mareo, calor en esa zona, a veces un cierto dolorcito etc. cada persona puede sentir diferente, continúas con el chacra 6, haces lo mismo, hasta llegar al chacra uno, o sacro. Una sensación de confort y armonía invadirá todo tu cuerpo.

Es muy común tener chacras bloqueados, ya que tienen que ver mucho con nuestra personalidad, carácter, pensamientos, traumas, obsesiones, etc. Hacer ejercicio, principalmente yoga, Tai-Chi, ayuda a sacar todo este tipo de sentimientos y actitudes, que dañan nuestro cuerpo y que desarmonizan estos centros de energía.

Rita J. Mc. Namara, en su libro, Las terapias energéticas. Nos habla de estados psicológicos que bloquean los chacras, desencadenando a su vez, problemas emocionales.

El chacra 7 o de la coronilla, un bloqueo en este punto, nos traerá estados psicológicos como;
Irritabilidad, histeria, obsesión, fobia, neurosis, posesión.

El chacra 6 o de la frente, tener este centro bloqueado, es presentar actitudes de arrogancia, codicia, adicciones, manipulación.

El chacra 5 o de la garganta, limita la forma de expresarte, dispersión de la energía creativa, auto reproches, falta de fe. Dolor oculto.

El chacra 4 o del corazón, su bloqueo ocasiona, perdida de fe, desilusión, sentimientos de pérdida, pánico, desolación, depresión, decepción.

El chacra 3 o plexo solar, obstruido, ocasiona ansiedad, mentiras, preocupaciones, indecisión, prejuicios, sospecha, olvidos.

El chacra **2** o del ombligo, un desequilibrio presenta estados psicológicos de, soledad, envidia, venganza, celos, pobreza, resentimiento.

El chacra **1** o del sacro, un bloqueo tiene como consecuencias; enfado, culpa, violencia, dolor, vergüenza, impaciencia, muerte.

Un desequilibrio en uno o mas centros de energía, nos presenta un estado psicológico o emocional diferente, y éste a su vez afecta al órgano o tejido que lo está emitiendo, es decir, un coraje provocado por un estado de impaciencia, irritabilidad o bien, por una persona envidiosa, celosa, resentida, etc. No solo afectarás a la otra persona con tu estado explosivo, sino que te estarás dañando personalmente. En tu cerebro mueren infinidad de neuronas, es decir, en un segundo envejeces en todos los sentidos, ya que también se afecta tu hígado, páncreas, vesícula biliar, estomago, colon, el corazón acelera su ritmo cardiaco, y el chacra correspondiente a cada zona, también sufrirá un bloqueo y como consecuencia, un malestar general.

Al iniciar un rastreo, con el par biomagnetico, nos estamos dando cuenta de que magnitud es el malestar.

Una vez que impactamos imanes, el cuerpo se empieza a armonizar, sin embargo es muy importante equilibrar chacras, ya sea, por bio energía o con el péndulo.

Formar círculos en sentido de las manecillas del reloj, con la mano a la altura del chacra, sin tocar la piel, armoniza y desbloquea, sobre todo si el problema tiene poco tiempo. También es necesario preguntar, si tiene posesiones, ya que estas entidades aprovechan cualquier desbarajuste en el organismo, para instalarse y hacer más grande el problema.

Recuerda, que como "es arriba es abajo", como es "abajo es arriba" y como es "adentro es afuera," como es "afuera es adentro" *Ley de Correspondencia.* (Estas leyes o principios universales, de las que habla también la metafísica, se cree que su creador fue Hermes Trismegisto, el primero, o uno de los primeros y más grandes sabios, que ha dado la humanidad.)

Todo lo que existe en el universo está controlado por leyes, (para que no exista el descontrol y el caos.) Esta es la razón, por lo que, los microorganismos, también, harán acto de presencia, formando colonias, sociedades y hasta pandillas, que son las encargadas de poner resistencia ante cualquier defensa que tenga el organismo. Son inteligencias grupales, que si las subestimamos, nos pueden causar serios problemas de salud.

Los tres primeros, son chacras inferiores, son centros vitales básicos, sacro, ombligo y plexo solar. Representan áreas de desarrollo de la voluntad personal.

Así tenemos que; plexo sacro es la voluntad de ser, plexo lumbar voluntad de tener, plexo solar voluntad de saber, plexo braquial voluntad de amar, plexo cervical voluntad de expresarte.

Los centros o chacras superiores, garganta, frente y coronilla estarán siempre en intercomunicación continua con los cuerpos sutiles.

El chacra del corazón, es el centro energético que comunica el cuerpo físico y el espiritual.

En el biomagnetismo, también puedes equilibrar chacras, con imanes, en este caso, lo puedes hacer antes del rastreo.

Si el paciente es mujer, colocas un imán negativo en la coronilla, luego un positivo en la frente, negativo en garganta, hasta terminar en el chacra 1, o sacro, con imán negativo.

Si es hombre, empiezas con positivo en chacra 7 y terminas con positivo en sacro.

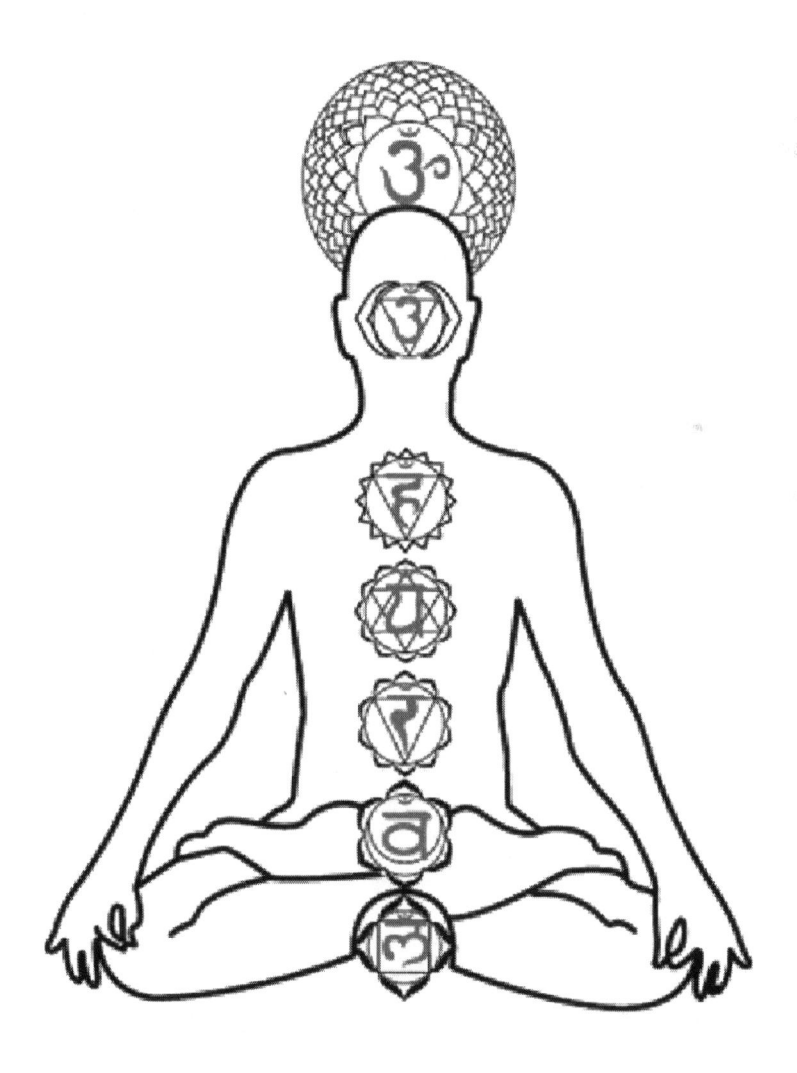

Generalmente gastamos nuestras energías en emociones que nos mantienen estancados en los tres primeros chacras, que no permiten elevar nuestro nivel de conciencia.

Un desequilibrio, un bloqueo en cualquier chacra hará que la persona empiece a sentir algún tipo de malestar ya sea físico o emocional y algunas veces hasta mental.

Sólo el ejercicio constante sobre chacras inferiores liberará energía y de esta forma tener vibraciones más altas, para que nuestros pensamientos, palabras y acciones, sean más afines con los chacras superiores. Dentro de las prácticas o ejercicios podemos mencionar:

La caridad, la justicia, el amor, la fe, la oración por aquellos que sufren, lecturas que enriquecen el espíritu etc. Por otro lado no permitir el acceso a la envidia, al resentimiento a la competencia mal entendida y muchos otros sentimientos negativos que nos dañan.

Estos chacras se intercomunican con **los cuerpos sutiles** y **meridianos.** (Los meridianos son canales imaginarios establecidos en el cuerpo humano, muy común en la medicina tradicional China. Los principales son: el del corazón, el del pulmón, Intestino grueso, intestino delgado, bazo-páncreas, estomago, hígado, vesícula biliar, riñón, vejiga, pericardio,)

Esta es la magia del bio-magnetismo, capta esa energía electromagnética, llamada Aura, cuando alguna de sus polaridades no está equilibrada.

Los cuerpos sutiles son seis, después del cuerpo físico, pertenecen a los planos sutiles, y su estructura corpórea es de materia sutil, sustancia muy fina, de acuerdo al plano a que pertenecen, es decir no son visibles al ojo humano del nivel vibratorio en el que estamos la mayoría.

Según la teosofía y algunas religiones orientales, existen siete cuerpos; El primero es el **físico**, y tiene 7 subdivisiones, entre ellos está el doble etérico, se dice que es la sombra del físico, también llamado el fantasma.

El **etérico o doble etérico**, es el que más se relaciona con el cuerpo físico, se podría decir que es el que recibe los impactos de todo tipo de emociones.

Este cuerpo resiste, nos protege y sólo cuando un sentimiento es obsesivo, crónico, mala leche, etc. rompen, literalmente, su estructura y logran que todas estas emociones malignas, vayan directamente al órgano (s) que en otros tiempos las emitió y que ahora se personifican en males de la misma categoría (maligna). En él se encuentran los chacras y nadis (a través de los cuales circula la energía) El cuerpo etéreo sobresale del cuerpo físico, formando el aura.

El astral o emocional, es en el que más vibramos, ya que permitimos que sentimientos como el odio, la envidia, la avaricia, vanidad y otros tantos, nos dominen, haciendo que el cuerpo físico comience a manifestar síntomas en los órganos afectados.

"Todas las vibraciones emitidas, buenas o malas, tarde o temprano regresan a su lugar de origen" (Ley de ritmo y vibración) todo es un va y ven, es decir; si en este momento tengo sentimientos de odio, rencor, violencia, hacia una persona, son emisiones densas, oscuras, que salieron de mi cuerpo, unas se quedan registradas en mi campo áurico a la altura del órgano que las emitió, y otras se van al objetivo, a la persona que me provoca esos sentimientos negativos.

Estos sentimientos dañan tanto a una como a la otra persona, provocando que estas vibraciones negativas contaminen el espacio y que a su vez atraigan a otras energías de la misma categoría, y que mas tarde regresarán a mi, por eso es muy común, que personas sensibles perciban malas vibras en ciertos lugares o en seres humanos.

Estos espacios, con vibraciones oscuras, densas son propensos para que se cometan todo tipo de violencias o atracos.

Emitir vibraciones bellas, sublimes, oraciones de amor y de fe hacia los demás, sucede todo lo contrario, por eso es muy común encontrar amor y tranquilidad en una iglesia, o en un lugar donde se practica este tipo de sentimientos. Sin embargo, hay personas que aunque traigan una envestidura de santidad, emiten malas vibras. Y es que sus cuerpos sutiles, que son los que tienen su historial de vida, proyectan lo que verdaderamente son.

Existen cantidad de "dichos" que venimos escuchando desde nuestros abuelos y que forman parte de la sabiduría popular, que sostienen todas estas teorías:

El que a hierro mata a hierro muere. (Jesús)
Con la vara que midas serás medido. (Jesús)
Nadie se va de este mundo sin pagar las que debe.
El que mal anda mal acaba.
No hagas a otros lo que no quieras, que te hagan a ti. Etc. etc.

El tercer cuerpo es el **mental**, es el desarrollo de la inteligencia, desarrollar la mente es un signo de clarividencia y nos dará la capacidad para analizar todas estas emociones ya sean negativas o positivas.

Tener una mente sana, una mente en armonía con tu cuerpo mental, es estar en un nivel vibratorio más alto.

Por supuesto que también se puede tener un cuerpo mental en desarmonía.

Las grandes inteligencias que sólo les importa el poder, el dinero o una mente retorcida les hacen cometer grandes atrocidades, como Hitler, Jack el destripador y otros tantos. Estos tres cuerpos son mortales.

El cuarto cuerpo es el **causal**, llamado así porque el alma (conciencia individual) del hombre, vive en este cuerpo. Es la intuición, ese estado evolutivo que muchos seres humanos ya lo traen desde que nacen y que la mayoría lo van desarrollando a través de disciplinas y ejercicios espirituales, como la meditación, la oración, las buenas obras que nos hace estar cerca de ese ser superior, que día a día nos envía emisiones de amor, de paz, de justicia, de abundancia, de salud y tantas otras bendiciones que según tu estado evolutivo ó de gracia recibirás.

Los tres cuerpos restantes, son cuerpos inmortales, el espiritual, el alma y la divinidad, pensamiento creador. Y que algún día, en otras vidas, llegaremos a vibrar en esos planos, son la esencia divina, lo más cerca a Dios.

Los tres primeros cuerpos, son los más cercanos a la tierra, son destructibles y su misión es evolucionar.

Como ya lo mencioné anteriormente existe una intercomunicación energética entre chacras, meridianos y cuerpos sutiles que gobiernan nuestro físico.

Dicen algunos expertos en estos temas que el doble etérico del hombre está en muy estrecha relación con su sistema nervioso y cualquier clase de acción en uno de ellos, reacciona, de inmediato en el otro.

No es extraño encontrar salud dentro de nosotros a través de ejercicios de meditación, el ayuno y las terapias Bio-energéticas que estimulan y desbloquean órganos dañados, que nos hacen sentir bien y recuperar la salud.

El primer paso para tranquilizar el cuerpo y liberar esa energía densa, que nos hace sentir cansados, agotados y sin ánimos de nada, es hacer un auto análisis; (Una meditación)

Desde cuando empecé a sentirme así, buscar si recuerdo algo o si alguna persona influyó para que me sienta de esta forma, o que dije, hice o pensé que me remontó emocionalmente a otros tiempos que creía olvidados y que ahora afloran y me hacen sentir mal. (Lo que mencionaba anteriormente, la energía buena o mala siempre regresa a su lugar de origen) Ejercitar nuestra mente, para saber perdonar, para reconocer los valores de otras personas, sus bondades y ser sinceros al hacerlo, recuerda que nuestra boca dirá una cosa pero tus verdaderos pensamientos, sentimientos o intenciones quedarán registrados en tu cuerpo emocional y que al mismo tiempo interactúa con chacras y meridianos.

Por lo tanto debemos tener mucho cuidado con nuestros pensamientos, palabras y acciones ya que de ellos depende un buen porcentaje de nuestra salud física.

Un pensamiento es un impulso de energía e información, tu eres lo que piensas, pero también lo que percibimos por medio de los sentidos, ya que queda registrado en nuestras células, de tal forma que cuando escuchamos ciertos sonidos, vemos, palpamos algo o incluso algún sabor, etc. que ya están grabados en nuestro archivo, volvemos a tener la misma sensación o sentimiento, que nos causó ese evento en tiempos pasados.

Deepak Chopra, en su libro Cuerpos sin Edad y mentes sin tiempo, dice; que las células procesan constantemente la experiencia y la metabolizan según los criterios personales.

Me gustaría compartir con ustedes estos pensamientos:

Ten mucho cuidado con tus pensamientos porque ellos se transforman en palabras.

Ten mucho cuidado con tus palabras porque ellas se transforman en acciones.

Ten mucho cuidado con tus acciones porque ellas se transforman en hábitos.

Ten mucho cuidado con tus hábitos porque ellos moldean tu carácter.

Y ten mucho cuidado con tu carácter porque de él dependerá tu destino.

Capitulo 4

El Biomagnetismo y el ejercicio físico.

Desde el punto de vista físico; hacer ejercicio, la caminata es excelente ya que al impactar el pie en el piso, se estimulan muchos puntos reflejos, análogos al cuerpo y que te llenarán de confort, principalmente al cerebro, esa maquina que no sólo nos sirve para el razonamiento, el lenguaje, el pensamiento abstracto, el aprendizaje de alto nivel, sino que también lo necesitamos para respirar, para metabolizar los alimentos, incluso para eliminar los desechos.

El cerebro regula y coordina cada uno de los movimientos que hacemos, voluntarios e involuntarios.

El cerebro forma parte del sistema nervioso, el cual tiene como actividad principal la de captar estímulos, conducirlos, elaborar y ejecutar las respuestas adecuadas de éstos. Los estímulos pueden provenir tanto del exterior, (terapia de biomagnetismo) como del interior del mismo cuerpo.

Cuando estamos nerviosos nos parece que esa sensación procede de la boca del estómago, sin embargo tiene su origen en el sistema nervioso.

El tejido nervioso está constituido por neuronas, y su función es la captación y conducción de impulsos nerviosos. Cada neurona consta de una porción central o cuerpo celular, que contiene al núcleo. Los mensajes o impulsos nerviosos que llegan a las neuronas son energía electro-química, sin embargo las cosas se complican cuando tienen que pasar de una neurona a otra, ya que estas células no están conectadas directamente, hay entre ellas un espacio, llamado <u>sinapsis.</u>

En el espacio sináptico existen sustancias (compuestos químicos), llamados neurotransmisores los cuales hacen el papel de trasbordador, llevando el mensaje a la siguiente neurona.

En el sistema nervioso hay dos subsistemas fundamentales: el sistema nervioso central y el sistema nervioso periférico.

El sistema nervioso central está formado por el encéfalo (1) y la médula espinal (3). El encéfalo que está encerrado dentro de la caja craneana, está constituido por el cerebro, el cerebelo y el tronco encefálico.

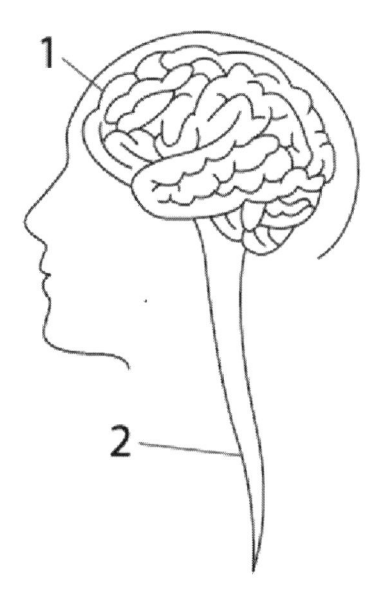

Los procesos metabólicos del cerebro dependen de un suministro continuo de glucosa y oxigeno, que son trasportados por la sangre a través de las arterias.

El cerebelo es una región del encéfalo cuya función principal es la de integrar las vías sensitivas y las vías motoras.

El tronco encefálico. Es la mayor ruta de comunicación entre el cerebro superior, la médula espinal y los nervios periféricos. También controla varias funciones incluyendo la respiración, regulación del ritmo cardíaco y aspectos primarios de la localización del sonido.

Formado por sustancia gris y blanca.

El sistema nerviosos periférico se divide en sistema nervioso somático y sistema autónomo vegetativo.

El sistema nervioso somático, está constituido por nervios espinales y craneales.

Nervios espinales, que son los que envían información sensorial (tacto, dolor) del tronco y las extremidades hacia el sistema nervioso central a través de la médula espinal.

También envían información de la posición y el estado de la Musculatura y las articulaciones del tronco y las extremidades a través de la médula espinal. Reciben órdenes motoras desde la médula espinal para el control de la musculatura esquelética; y son 31 pares de nervios cada uno con dos partes o raíces una sensitiva y otra motora.

Los nervios espinales salen desde las vértebras y se distribuyen por las regiones del tronco y las extremidades. Los nervios se unen en plexos que son redes que se forman al encontrarse los filamentos nerviosos entre los principales se distinguen los siguientes; plexo cervical, plexo braquial, plexo solar, plexo lumbar y plexo sacro.

Nervios craneales, que envían información sensorial procedente del cuello y la cabeza hacia el sistema nervioso central.

Reciben órdenes motoras para el control de la musculatura esquelética del cuello y la cabeza; y son 12 pares de nervios craneales.

El segundo, sistema nervioso autónomo o vegetativo.

Regula las funciones corporales, controla la musculatura lisa, la cardiaca, las vísceras y las glándulas por orden del sistema nervioso central.

Rama simpática: implicada en actividades que requieren gasto de energía.

Rama parasimpática: almacena y conserva la energía, además de la motilidad gástrica.

Rama entérica: es la encargada de la función gastrointestinal y coordina los reflejos peristálticos.

Conocer, a grandes rasgos las actividades del sistema nervioso nos crea conciencia, para entender, que es lo que está pasando cuando estamos dando o tomando una terapia, ya que por lo general todas mandan estímulos a los órganos enfermos.

¿PUEDE EL BIO-MAGNETISMO, ALTERNAR CON OTRAS TERAPIAS?

Si, pero desde mi punto de vista, no es recomendable usar otras terapias como:

Auriculoterapia, acupuntura, Reiki, polaridad, etc. ya que no se sabría cual fue la que realmente sanó a la persona y nos impediría crecer en el conocimiento y alcances del biomagnetismo.

Sin embargo, si puede haber complementos con otras terapias como Reflexología, que nos sirven de apoyo, ya una vez que se impactó al paciente, se puede buscar en el pie puntos reflejos que corresponden a órganos enfermos detectados en el rastreo, en el mapa de reflexologia, identifica cada órgano, y cuando estés con el paciente, masajea en forma circular, las zonas reflejas en cada pie, y si presionas un poco notaras que hay dolor, esto nos da la pauta para asegurarnos, que estos puntos, corresponden a los pares que salieron en el rastreo.

Esta terapia es muy eficiente, como apoyo y también si deseas usarla en forma independiente, para problemas digestivo, respiratorios, de circulación, etc.

Generalmente forma parte de un masaje, relajante o terapéutico, de cualquier forma te sentirás de maravilla, por el efecto sedante y sanativo de los puntos tratados.

Cuando te encuentres fuera de tu casa, ya sea en otro Estado de la Republica o bien en otro país, que tienes que caminar mucho, y por alguna razón, te empiezas a sentir mal.

Tal vez no lleves contigo imanes o no sepas que hacer, este es el mejor momento para que comiences a masajear tus pies.

Siéntate en una banca, o a la orilla de la banqueta, según donde tu te encuentres.

Lo primero es empezar a presionar distintas zonas de la planta del pie, (Reflexologia) si todavía no te sabes donde se encuentra cada órgano, comienza por el dedo gordo, desde lo alto hasta la coyuntura que lo une al pie, masajea por unos 3 minutos cada parte, si hay dolor presiona hasta que el dolor baje, te sigues con cada dedo, luego continuas con toda la planta del pie, parte por parte, mas o menos quince minutos en cada pie.

Si tu malestar es porque te quiere dar gripa, para cuando termines veras que te sientes mucho mejor, si era algún dolor por colitis, problemas digestivos, o cualquier otro, sentirás que ya desaparecieron.

Si al llegar a tu casa o al lugar donde te hospedas, sientes dolor de estomago o diarrea, ponte compresas de toallas húmedas en el abdomen bajo, encima una toalla seca y te tapas, esto sacará el calor de la infección, alojada en los intestinos y parará los movimientos peristálticos.

Si hay dolor de garganta, ponte en tus pies unos calcetines húmedos y encima unos secos, ya para ir a dormir, en caso de que tanto las toallas como los calcetines estén muy calientes, los puedes volver a humedecer y los colocas otra vez en el mismo lugar.

Estos tips que te estoy dando, son porque ya los probé y me di cuenta de la efectividad de la terapia. (Hidroterapia)

PUNTOS DE REFLEXOLOGIA.

Los puntos de reflexologia y Su-Jok u Holograma, son muy parecidos, sin embargo, cada técnica es diferente y tiene variación en algunos puntos. Cuando quieras utilizar la terapia de holograma, es únicamente con un localizador de puntos, como lo explico mas adelante, por lo que tienes que ser muy preciso al encontrar el punto magno, y en eso consiste su efectividad.

En el su-jok, bastara con encontrar un punto o zona de dolor, presionar o masajear con los dedos y sentirás alivio.

Buscar puntos reflejos en manos y pies, cuando el paciente nos hizo hincapié de algún dolor en articulaciones, ciática, migraña, columna, espalda etc. es de gran ayuda recurrir a la terapia de holograma, o Su-jok es una excelente terapia en estos casos porque sus resultados son casi inmediatos.

Esta terapia de origen coreano, es desarrollada ampliamente en Cuba, y consiste en buscar en la mano o el pie el órgano que aqueja al paciente. (Muchas veces es más fácil encontrar el punto de dolor en el pie, ya que es una zona más sensible que la mano)

El siguiente esquema es de puntos de reflexologia.

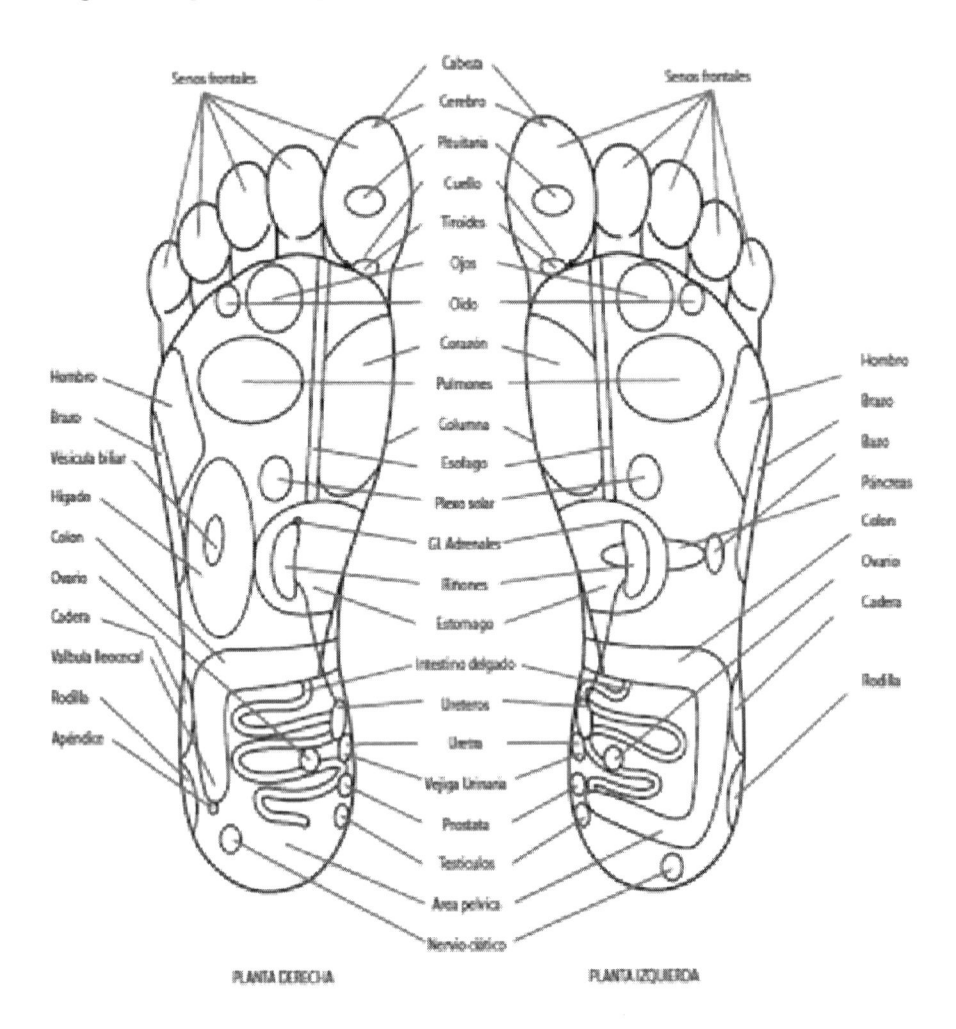

Una vez encontrado, se localiza el punto magno, es decir, el punto más doloroso y se ejerce una presión suave, ya sea con los dedos gordo e índice de la mano o bien con un localizador de puntos (una varilla de unos 10 cm. de largo, con punta redonda)

Al desaparecer el dolor del punto se recomienda dar un ligero masaje, (esta terapia no puede durar más de 10 min. Si el dolor no baja, es probable que no hayamos localizado el punto magno, por lo tanto la terapia no tendrá buenos resultados)

Si esto sucede, se puede dejar en el punto estimulado, un imán negativo, de los más pequeños, tamaño lenteja. También se puede usar semillas, (mostaza, cilantro etc.) fijarlas con cinta transport, o micro port, así como hacer presión sobre ellas cada 3 o 4 horas, para mandar estímulos a los órganos afectados, logrando muy buenos resultados.

También puedes marcar, con un plumin de punto fino, el punto magno y marcar un pequeño círculo en dirección de las manecillas del reloj, esto esparce el dolor, lo desintegra. Si lo hicieras en dirección contraria, ese dolor se concentraría, por lo que la terapia seria contraproducente.

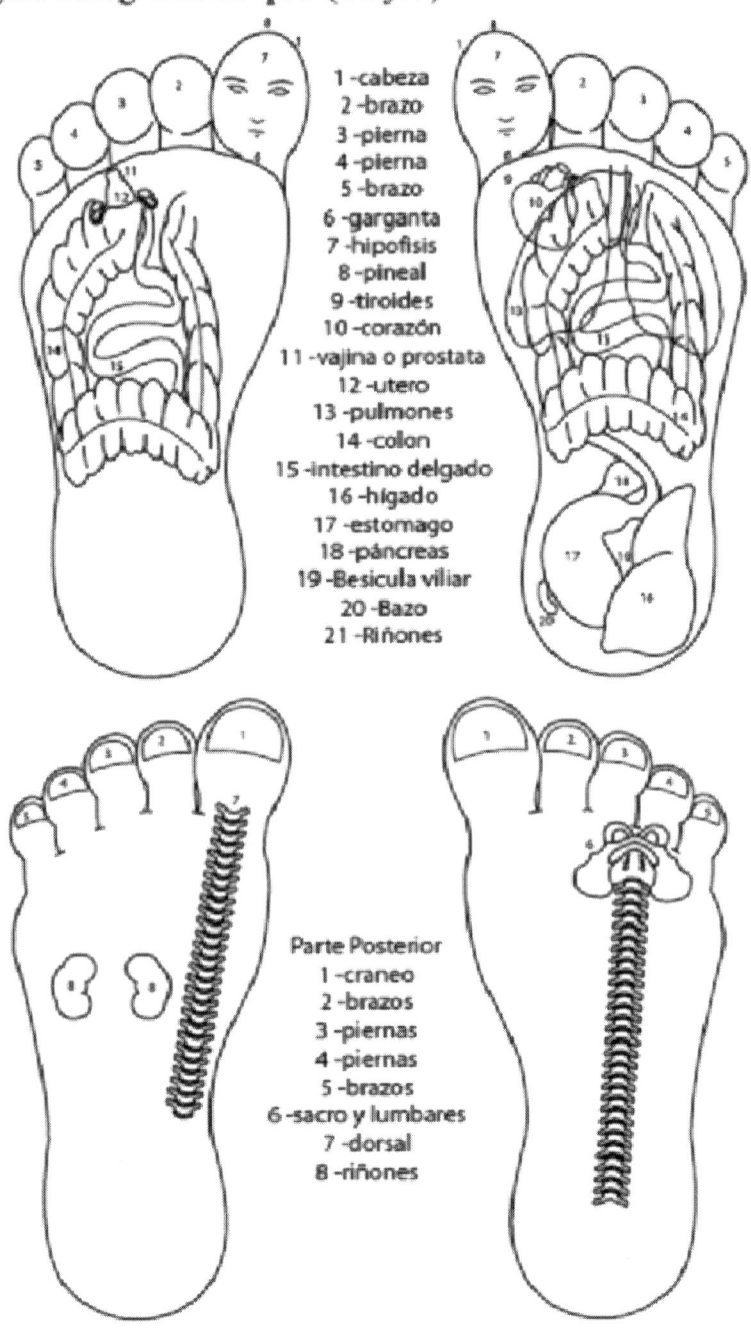

Figura holograma en pie. (Su-jok)

Figura holograma en pie. (Su-jok)

1 -cabeza
2 -brazo
3 -pierna
4 -pierna
5 -brazo
6 -garganta
7 -hipofisis
8 -pineal
9 -tiroides
10 -corazón
11 -vajina o prostata
12 -utero
13 -pulmones
14 -colon
15 -intestino delgado
16 -hígado
17 -estomago
18 -páncreas
19 -Besicula viliar
20 -Bazo
21 -Riñones

Parte Posterior
1 -craneo
2 -brazos
3 -piernas
4 -piernas
5 -brazos
6 -sacro y lumbares
7 -dorsal
8 -riñones

¿AYUDA A LA TERAPIA DE IMANES, SUGERIR ALGUN REGIMEN ALIMENTICIO, PARA UNA MEJOR CALIDAD DE VIDA?

Tener conocimientos de nutrición, es de gran ayuda, ya que orientamos al paciente y lo invitamos a que cambie o mejore sus hábitos alimenticios, y así tener mejores resultados con la terapia de bio-magnetismo.

Al comenzar el rastreo, ya debemos de tener, su historial clínico, donde preguntamos; por su edad, peso, estatura, su estado civil, a que se dedica, que tipo de trabajo desempeña, si practica algún deporte, enfermedades que haya tenido y que ya superó, o bien si todavía perduran, (crónicas) hijos etc. Esto nos da un panorama bastante amplio del problema principal de su organismo, por ejem.

Si es una persona obesa y si ya tiene problemas de hipertensión, diabetes, mala circulación, varices, etc.

Bueno, ya una vez que la impactamos, (terapia del uso de imanes) se va a sentir de maravilla; en primer lugar, si traía estrés o nerviosismo por agresiones psico-dinámicas, al ir saliendo de su cuerpo sentirá un relax que lo dejará dormido por varios minutos y los demás pares cumplirán con su objetivo, bloquear o eliminar actividad microbiana, que es la que sostiene a cada enfermedad, a excepción, de las disfuncionales.

Cada par biomagnetico, nos hace referencia a un microorganismo, llámese, bacteria, virus, parásitos, u hongos.

Existen infinidad de microbios en nuestro organismo. Poco después de que nacemos, se instalan miles de diferentes bacterias, en boca, tubo digestivo, estomago y muchas otras partes del cuerpo.

Se dice que estos microorganismos, no perjudican ni benefician al organismo en el que habitan, ya que existe **simbiosis** (relación entre diferentes especies, con la finalidad de sacarse provecho unos a los otros) entre bacterias y huésped.

Sin embargo, muchas veces cuando empiezan a llegar microbios del exterior, ellos defienden su territorio, lo cual los convierte en defensores del organismo.

Existe un mundo de acción dentro de nuestro organismo, hay virus mucho muy dañinos, que pueden permanecer latentes a nivel intracelular, pero que sólo esperan una oportunidad para desplazarse e invadir otras células, provocando enfermar esa parte del tejido en el que se encuentran.

En el libro, El fenómeno Tumoral, del Dr. Goiz, nos dice que entre virus y bacterias, existe simbiosis, se podría decir que hasta una dependencia, ya que el virus necesita de una muco proteína o cápside, fabricada por una bacteria especifica, que tiene resonancia vibracional con un virus patógeno, y de esa forma invadir otras células.

Para el Dr. Goiz, el estudio aislado de las características morfológicas de los microorganismos, es un atraso medico, sobre todo en el fenómeno tumoral, ya que este desconocimiento, retrasa detectar a tiempo, cuando es una enfermedad grave, maligna, y es que, cuando aparece la sintomatología, los microorganismos nos llevan una gran ventaja y muchas veces puede ser demasiado tarde. Esto nos da la pauta para entender que todo lo que existe en el universo, micro o macro, tiene una intercomunicación, una dependencia, que nos hace actuar de la misma forma. (Como es adentro es afuera y como es afuera es adentro, uno de los principios universales)

No podemos olvidarnos de los parásitos, estos viven a expensas de las bacterias y también los hay patógenos, otros son los hongos, que generalmente están sostenidos por un virus, que los solapa y los apoya en toda su malignidad. Todos ellos llegan a formar sociedades, convirtiéndose en una amenaza para el organismo en el que habitan. Todo este "modus viven di" de los microorganismos, que para acabarla, viven en nuestro cuerpo. ¿No les recuerda nuestra sociedad? Líderes corruptos, (virus) que si nadie les hiciera caso, permanecerían solos en sus casas.

Pero siempre encontrarán una persona afín a sus objetivos (bacteria) que los ayude a infiltrarse en la sociedad. La bacteria, por supuesto tiene a su servicio un ejército de parásitos, y a los cuales les da de comer.

Me viene a la mente cierta lidereza astuta y escurridiza, que siempre ve la conveniencia en una sociedad, no importa a que especie (partido) pertenezcan.

De esta forma sólo sangran a la población y la lastiman. Entre estos parásitos, podríamos enumerar algunas especies: políticos, líderes sindicales, narcos, esposos, empleados, terapeutas, etc. En un rastreo de biomagnetismo, es muy importante buscar alguna sociedad, entre, virus y bacteria patógena, o bien virus, bacterias y parásitos, que podrían ser de peligro.

Ejem. Escabiosis, (parásito) del par: lengua-lengua - Bacilo Coryne bacterium difteria, (bacteria) del par: subclavia-subclavia - Fsciolopsis buski, (parásito) del par: esófago-esófago - Influenza, (virus) del par: traquea-traquea.

Todos estos pares están presentes en un paciente con <u>Hemangioma en lengua.</u>

También existen sociedades entre, virus, bacterias, hongos y parásitos, en el cual uno de ellos, o dos, pueden ser patógenos, aunque se puede dar el caso de los cuatro, y esto lo podemos ver en enfermedades muy agresivas, o bien crónico-degenerativas.

Existen bacterias malignas, como la mycobaterium leprae, del par (escápula-escápula) presente en los análisis de tumores cancerosos, asociada a virus y hongos patógenos.

Muchas veces en un rastreo sale el par: escápula-escápula, pero eso no quiere decir que la persona tenga cáncer. El par biomagnetico, detecta su presencia aún a nivel intracelular, antes de que el virus consiga el otro elemento, (cápside) y logre desplazarse a otras células.

EL BIOMAGNETISMO PUEDE CURAR TODOS TUS MALES, APRENDE COMO HACERLO.

Aunque si puede empezar a causar problemas, en alguna enfermedad simple, haciéndola más resistente. "Ningún virus por si mismo puede producir tumor, menos aún cáncer, solo sintomatología viral" Dr. Goiz.

Un paciente, con un cuadro gripal severo y que ya estuvo con tratamiento medico, se presenta a una terapia de bio-magnetismo; si ha tenido dolores de cabeza, nariz tapada, flemas, tos y otros malestares, lo más probable que le salgan los pares; seno frontal-2, craneal-2, lacrimal-2, seno nasal-2, hipófisis-vejiga, laringe-2, Carina-2, ceja-2, diafragma-2, cava-2, vesícula b.-2, riñón-2, escápula-2.

Estoy dando pares cuadrados, pero puede haber otras combinaciones, como; laringe-cava, diafragma riñón, etc. según continúes nombrando los pares en el rastreo, el cuerpo te dirá en cuales está el desequilibrio.

Recuerda, que una vez impactado un par, es probable que el siguiente ya no salga, ya que puede estar dentro del mismo campo de resonancia magnética.

Sin embargo, el hecho de que haya salido escápula, nos da la pauta para pensar, cual ha sido la resistencia de esta gripa, y que además están dos pares de hongos, sostenidos por Carina, (virus, aftosa, que provocan serios problemas respiratorios)

Si aun, con todos estos pares, el paciente sigue tosiendo, tienes que preguntarle al cuerpo, si existe algún otro par que desconoces, y que puede ser el causante de la tos. En este caso, preguntas, si está en cabeza, cuello, tórax, etc. una vez que localizaste la zona, empiezas a rastrear con un imán negativo, cada parte de esa área, hasta que la pierna nos indique donde está el problema, luego buscas su par hasta que la pierna cierre. (Estén parejas)

Una terapia muy efectiva para quitar la tos, es la reflexologia, haciendo hincapié en la zona de laringe y garganta. (Área de cuello y tiroides, recuerda, dedo gordo del pie.)

Dentro de la herbolaria, está el té de gordolobo, orégano y sábila.

Pones en 1 Lt. De agua, dos cucharadas soperas, de gordolobo y otro tanto de orégano, unos 10 cm. De sábila, (tierna) dejas que hierba unos 5 minutos, endulzado con miel de abeja, puedes tomarlo en el momento que quieras, pero de preferencia, en la mañana, al levantarse y antes de ir a dormir.

Durante el tiempo de la terapia, una vez que el paciente despertó y está en espera de que se le quiten los imanes, será el momento apropiado para sugerirle algunos tips de una buena alimentación;

Tomando en cuenta, que la mayoría de las enfermedades nacen en el estomago. Y tomando como base el paciente ya mencionado: Las sugerencias serán;

Eliminar todas las carnes rojas, embutidos, jamones, salchichas, grasas de procedencia animal, así como grasas trans, refrescos, vinos, chocolates y todo tipo de alimentos chatarra, alimentos procesados como galletas, pastelillos etc.

(Contienen toxinas, como ácido úrico, cadaverina, agentes altamente tóxicos que dañan seriamente al hígado)

La manera de comer y el estilo de vida que lleves, pueden afectar seriamente el funcionamiento del hígado. Por eso es importante elegir alimentos que mantengan y protejan este importante órgano. Una buena nutrición también puede ayudar a reconstruir células del hígado dañadas y a formar células nuevas.

Si la persona en cuestión, tiene estos problemas, ó bien, si en el rastreo, predominaron los pares de hígado, (Hígado-2, hígado-piloro, bazo-hígado, vesícula b.-2, vesícula-riñón) podemos sugerirle, una alimentación rica en frutas y verduras crudas o con poco cocimiento, entre las verduras estarían; las zanahorias, alcachofas, betabel, brócoli, repollo, coliflor, hongos, cebolla, ajo que contienen azufre y ácido glutanione, el cual desintoxica y ayuda a eliminar el amoniaco producido por las proteínas (principalmente animal) y que al hígado le urge eliminar para su mejor funcionamiento.

Diente de león: Comer las hojas frescas de esta hierba silvestre protege al hígado. Una buena manera es combinar sus hojas con la alcachofa y la zanahoria ya que son plantas con propiedades antioxidantes muy fuertes que ayudan a eliminar las toxinas.

Cardo Mariano: Es una planta silvestre comestible cuyas hojas tiernas pueden añadirse a las ensaladas y ejercen una función reparadora de las células del hígado y ayudan a este órgano a eliminar toxinas, lo que resulta especialmente interesante cuando el hígado enfermo precisa esta ayuda.

La papaya y el aguacate ayudan a producir glutanione, la sandía, el melón, las nueces, almendras, semillas de girasol, pistaches, cacahuates y otros que contienen todo el micro-elemento necesario para el cuerpo y su mejor funcionamiento.

Otros son los aminoácidos esenciales, como la arginina, lisina, fenilalanina, histidina, etc. y que por lo general se encuentran en casi todos los alimentos, son componentes de las proteínas, y sin ellos las células de los tejidos, hormonas, huesos, y otros más, no se desarrollarían adecuadamente. También encontramos en estos alimentos, los ácidos grasos, omega 3, 6 y 9, necesarios para una mejor circulación de la sangre en las venas y oxigenación de las células.

El omega 3 y 9 se encuentran principalmente en pescados como el salmón, atún, sardina, así como en el aceite de oliva.

El omega 6 lo encontramos en los aceites que consumimos a diario como, el de soya, girasol, maíz, ajonjolí. La dieta del mexicano tiende a usar más estos aceites, por lo que es necesario equilibrar el uso entre el omega 3 y el 6, para evitar inflamaciones internas.

El arroz integral, tomates, pimientos verdes, y muchos más antioxidantes nos ayudan a eliminar los radicales libres y toxinas. Es mucho mejor sugerirle una terapia individual, ya que cada organismo es diferente.

EL BIOMAGNETISMO PUEDE CURAR TODOS TUS MALES, APRENDE COMO HACERLO.

Es muy importante recordarles, que los microorganismos se reproducen en un terreno ácido, es decir, con un PH menor de 7, lo cual nos indica un grado alto de acidez, un desequilibrio entre el hidrogeno y el oxigeno.

Lo contrario seria un PH superior de 7, indica alcalinidad. Los límites globales de un PH suelen expresarse, en una escala del 1 al 14. Un cuerpo sano registra un PH de 7.3.

Los alimentos, ya mencionados y que lo más conveniente es **eliminar**, (carnes rojas, embutidos, refrescos, cigarros, etc.) tienden a desbalancear al organismo hacia la acidez.

Por el contrario todas las frutas y verduras, semillas oleaginosas, cereales integrales *(nos proporcionan fibra, elemento indispensable para eliminar desechos)* son alcalinos, esa es la razón, por lo que se tiene que llevar una alimentación balanceada.

El Dr. García Chacon, en su libro; Alimentación bio- compatible, nos dice que hay varios factores que nos pueden ayudar a tener un cuerpo saludable, pero que la principal, es la alimentación. A este respecto, se refiere. Todos los seres humanos tenemos un registro genético, que nos hace inclinarnos hacia los alimentos que nuestro organismo puede procesar.

También menciona, que la mayoría de la gente consume un alto grado de alimentos ácido-reactivos, (refrescos, carnes, frituras, cigarros, etc.) y que de esta forma están sometiendo al cuerpo a un estrés acidificante.

Consumir todo este tipo de alimentos, es estimular genes malignos, que permanecían latentes. en el organismo; por el contrario los alimentos alcalino-reactivos, activan genes de buena calidad, que nos llevan a una vida saludable y a una vejez digna.

Por otro lado, el Dr. Deepak Chopra, en su libro mencionado anteriormente, le da mas importancia al aspecto emocional, dice que; una persona, alegre, con objetivos, con una vida en familia, ya sea su hogar, la comunidad, o bien con deseos de ayudar, hacer algún tipo de ejercicio, leer, escuchar música etc. tiene mas posibilidades de llegar a una vejez con todos sus sentidos en buen estado.

A mi, me gusta leer a los dos, ya que uno me enriquece espiritualmente y estoy plenamente convencida, de que tiene la razón. Sin embargo escuchar y leer a García Chacon, sobre sus conocimientos médicos, sus experiencias y sus investigaciones a cerca de una mejor alimentación, que nos ayuda estar en optima salud, también me convence.

Por lo tanto los dos aspectos van agarrados de la mano, y son indispensables para una buena salud.

-. Comer en un ambiente agradable, es parte de una buena alimentación y es el mejor antioxidante. En cuanto a esto, me gustaría compartir o mas bien hacer hincapié a lo que ya la mayoría sabemos: Una relación de amor y fe, con ese ser Superior, Dios, que con su amor infinito, puede desaparecer la enfermedad mas agresiva, así como dar salud a quienes no tienen recursos para nutrirse adecuadamente, rompe con todos los esquemas, del mejor medico, la tecnología de punta, y la terapia mas efectiva.

Un organismo estresado o en conflicto, es muy común que tenga uno o mas centros de energía bloqueados y por lo tanto órganos trabajando a marchas forzadas, o bien glándulas que inhiben su producción de hormonas.

-. Masticar bien los alimentos. Esto ayuda a una mejor digestión y a comer solo lo que el cuerpo necesita, lo cual nos ayuda a permanecer en el peso ideal.

-. No comer hasta que el estomago esté completamente lleno, esto provoca malas digestiones, dolores de cabeza, estreñimiento, gases, etc.

-.Tomar suficiente agua durante el día (8 vasos diarios) sin prisa, ni de golpe. Está comprobado, científicamente, que el agua que bebemos expuesta a un ambiente de amor, con mensajes subliminales que pueden estar en la música, la oración etc. Cambia su composición molecular, formando bellos cristales de diferentes formas, que con el simple hecho de observarlos nos hacen sentir los más grandes sentimientos de amor, y de certeza que somos seres espirituales, complemento de todo lo que existe en el universo, es la esencia divina.

Masuro Emoto, en su libro, "El milagro del agua" explica a detalle, como cada palabra o sentimiento expuesto a un vaso de agua, forman cristales muy bellos y diferentes según sea el ambiente o las palabras.

Esta es una fotografía del agua, expuesta a la palabra "Gracias".

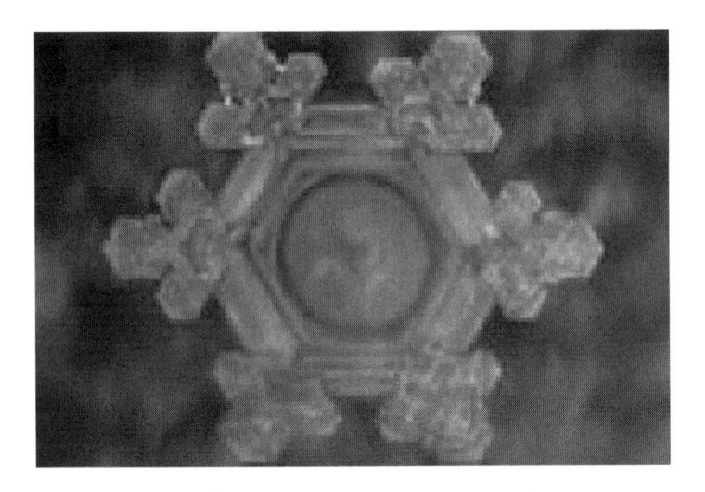

Siendo también cristales horribles y distorsionados, si estas palabras son de ofensa o de desprecio. Todo esto nos lleva a pensar, que hablarle a nuestro cuerpo con amor y agradecimiento, formará cristales bellos en el agua que circula en todo el organismo, (Que son las dos terceras partes) y por lo tanto nos sentiremos felices y saludables.

En el siguiente esquema, la primera fotografía, es una muestra de agua helada expuesta a la palabra "Ángel", la segunda es expuesta a la palabra "Demonio".

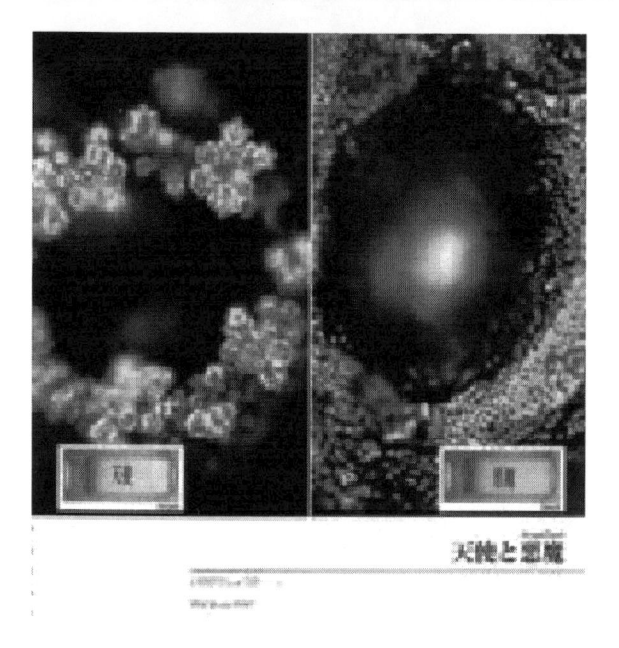

EL BIOMAGNETISMO PUEDE CURAR TODOS TUS MALES, APRENDE COMO HACERLO.

Nuestra sangre circula como un océano dentro de nosotros. El agua en la sangre ayuda a transportar nutrientes y energía a nuestro cuerpo. El agua también aleja de nuestras células, productos de desecho para su excreción del cuerpo.

El agua ayuda a regular la temperatura de nuestro cuerpo, lo cual es un factor importante para todos nosotros.

La estructura molecular de los sólidos, reacciona de igual manera que los del agua. Una verdura, una fruta, un pedazo de pan, que es expuesto al desprecio, al disgusto, cuando nos los vamos a comer, también cambia su estructura molecular y en lugar de tener una buena digestión, se nos puede presentar un problema gastrointestinal, o de cualquier índole a pesar de haber estado limpios y en buen estado.

    Ser una persona agradecida, con lo que tenemos, con lo que somos, agradecer a Dios esos alimentos que día a día nos llevamos a la boca, así sean los más humildes y sencillos, darle gracias a nuestro cuerpo físico por esos órganos, músculos, tejidos, huesos etc. que lo forman y que han hecho posible que hasta este momento tenga vida y que haya sido feliz, también infeliz, pero que gracias a eso soy mejor ser humano.

    Tal vez estés enfermo, y no pienses lo mismo, pero, tú puedes promover tú bienestar, desde lo más profundo de tu ser, sentirte agradecido con tu cuerpo, piensa que tal vez tu provocaste esta falta de salud, piensa que Dios, la vida, tu familia, o en quien tu creas, quieren pilares fuertes, que no se dejen vencer, que luchen, que busquen dentro de si mismos, la fuerza, el amor, que los pondrá en el camino correcto para encontrar la salud.

Da gracias porque eres tu el enfermo, y no tus hijos, o esos niños desprotegidos, o tal vez esos seres que a tu juicio tienen demasiados sufrimientos.

El amor y la gratitud, son los sentimientos más bellos que harán sentirnos satisfechos y felices y lo demás llegará por añadidura. (Jesús)

Una buena terapia de auto ayuda, en el aspecto de la salud, es visualizar tu organismo, empezando por la cabeza, cerebro, ojos, oídos, nariz, boca etc. imagínatelos de la forma más saludable, pídeles que cada uno de ellos esté funcionando perfectamente y en armonía con los demás, visualiza un rayo de luz, de color verde, activando cada órgano que mencionas, luego pasas al cuello, y haces lo mismo con tiroides, paratiroides, parótida, anginas, laringe, etc.

Y así sucesivamente continuas con todo el organismo, principalmente aquellos órganos enfermos o que empiecen a manifestar malestar.

Sintoniza, con ese órgano u órganos enfermos, platica con ellos, manifiesta con mucho amor, que los necesitas y que juntos van a salir adelante, sin sufrimientos ni penas que te impidan cumplir con tu misión en la tierra.

Identifica la enfermedad que los invade, y dile que no la quieres ahí, que es una energía negativa que se ha adueñado de algo que no le pertenece, ordénale, en nombre de nuestro Sr. Jesucristo, se vaya y no vuelva jamás. Suena como una locura, pero ayuda, ya que al familiarizarte con ese dolor, con esa enfermedad, le vas perdiendo miedo, quitas tensión y tu cerebro deja de estar mandando mensajes negativos, que aceleran tu estado anímico, haciendo más persistente la enfermedad.

Muchas veces el principal obstáculo, para encontrar la salud, es el miedo, ese sentimiento oscuro, negativo, que nos paraliza y que generalmente, antes de saber los resultados de los análisis, nosotros ya le pusimos nombre a ese malestar, y regularmente escogemos el más maligno. "Detén de golpe esos pensamientos" están en proceso, no existe nada, el estrés, la incertidumbre, el caos están dañando tu organismo, que al recibir mensajes equivocados, probablemente, ya esté fabricando la enfermedad.

Robin S. Sharma, dice;

"Que tus pensamientos dan forma a tu mundo, que aquello en lo que te concentres, en tu vida, crece, que aquello en lo que pienses, se expande y que aquello en lo que insistes, determina tu destino".

Puedes empezar con unos ejercicios de respiración, que te ayudarán a relajarte y a concentrarte en tu objetivo, que es tu salud.

Siéntate cómodamente, inhala profundamente, siente como jalas el oxigeno desde el estomago, sostén un poco la respiración y sacas el aire, por la boca, lentamente, repítelo tres veces.

Después tapas una fosa nasal, inhalas por la otra, sostienes y sacas el aire por la que tenías tapada, ahora haces lo mismo con la otra fosa nasal, puedes combinar las respiraciones como tú quieras. Tu cerebro se oxigenará y ya estas listo para el ejercicio de visualización.

Procura estar en un ambiente donde no haya interrupciones, principalmente de teléfonos o de personas que requieran tu atención, es muy importante un encuentro con tu "yo" interno y una comunión de amor y de fe, con ese ser superior, ese ser de luz que tanto nos ama y que quiere que seamos personas sanas, felices y prósperas.

El siguiente esquema del aparato digestivo, es para que visualices los principales órganos, y si eres nuevo en temas de salud, tengas una idea de la ubicación de éstos.

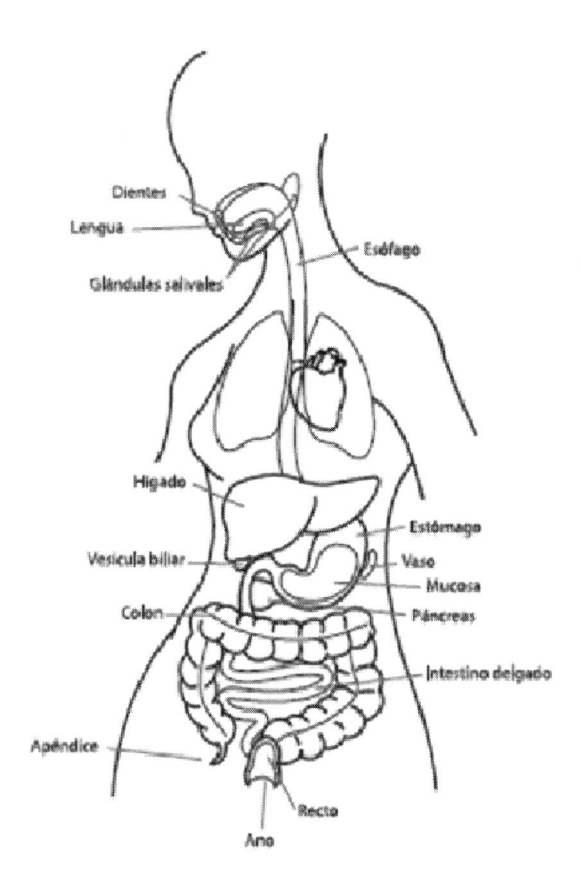

Siempre que vas a iniciar una terapia, es muy importante estar protegido, ya que hay personas que vienen con una carga emocional muy fuerte y puedes estar expuesto a absorber todas esas vibraciones negativas, y al final de tu jornada, en lugar de sentirte relajado y feliz, sientas una pesadez, angustia, nerviosismo, etc.

Me gustaría hacer hincapié de algunos malestares ocasionados por **interferencias**, principalmente cuando en el lugar de trabajo, es una ambiente pesado, donde no fluye la energía, las vibraciones son densas y por lo tanto, los pacientes, se sentirán envueltos en ese torbellino de malas vibras, lo cual hace un momento propicio para crear más conflictos. A este respecto les diré:

Sentir dolor, malestar en espalda baja (sacro, coxis) son envidias. Y no pienses, que te envidian porque eres un superdotado o por algo, que tú no sabes, ¡no!, lo más probable es que tú emites o emitiste esas mismas vibraciones. Analízate, se sincero y encontrarás la respuesta, recuerda que nada es casualidad, todo lo que de uno sale, tarde o temprano regresa, muchas veces multiplicado (ley de causa y efecto).

Una vez que lo has reconocido, pide perdón a Dios, visualiza a la persona o personas que ofendiste con ese sentimiento, y también pídeles perdón. Te sentirás mejor y estarás vibrando a otro nivel donde las envidias no son compatibles contigo.

Otro malestar que mucho aqueja, es el dolor de espalda, (a nivel de las dorsales) son resentimientos, coraje, les caes mal. Respira profundo, bendícelos y continúa tu vida normal.

Sentir piquetes en todo el cuerpo, como espinitas de nopal. Son maldiciones, groserías, no toleran tu presencia, es un sentimiento mutuo, no se soportan. Pídele a Dios que los ilumine y a ti que te de paz.

Comezón por todos lados, son chismes a tu alrededor, en base a ti, y que te hacen daño, deséales lo mejor, y no hagas cosas buenas que parezcan malas.

Sentir mucho cansancio; críticas, lo que tu haces les parece mediocre, poca cosa. Será que a pesar de tu humilde trabajo, brillas. Bendícelos.

Cuando sientes mucho sueño, a pesar de haber dormido bien.
Te critican, hacen chismes de ti porque creen que te sientes muy superior, que te crees el sabe lo todo. Cuida lo que dices y a quien se lo dices, los proyectos se logran mejor, cuando no los cuentas.

Si hay dolor en algún lado de la espalda, incluyendo el brazo; es un rencor fuerte que te tienen y buscan la forma de vengarse. Visualiza a esa persona, pídele que te perdone, por el daño que directa o indirectamente le ocasionaste y dile que la quieres. Notarás que los puñales que te mandaba con la mirada, ya no existen, y que ese mutuo coraje que se tenían se fue.

Dolor en espalda baja, en el que el dolor no se quita con nada, cierto sudor frío, caminas y puedes sentir un ligero escalofrío.

Te estas imponiendo, ante un superior prepotente, manipulador e ignorante, que siente que te le estas saliendo de control. Esta puede ser cualquier persona, con estas características. No temas, debes retomar tu seguridad, que respaldan tus conocimientos y tu experiencia. Pídele a Dios que te proteja, y esa persona deséale lo mejor. Sigue con tus valores y tus metas, que tu recompensa llegará.

Existen muchos malestares más, que poco a poco irás descubriendo, pero que muchas veces, nosotros los provocamos, porque siempre nos fijamos en los defectos de los demás, criticamos. Por lo general, pensamos, que somos un ejemplo a seguir; recuerda que el mejor espejo, es la persona que tenemos enfrente. Y si hasta este momento, ya hemos aprendido algo de la "ley de causa y efecto" pues vamos por buen camino.

Todos estos ejercicios, son para que te mentalices y sepas que es lo que está pasando y no caigas en provocaciones, que de nada serviría, ya que estarías entrando en un círculo vicioso, que solo dañaría tu aspecto emocional y físico.

Hasta este momento ya sabes como impactar los imanes para problemas emocionales, y eso es lo más conveniente para quitar todas estas molestias.

Existen otro tipo de interferencias o problemas psicodinamicos; son situaciones emocionales que nacieron por un gran impacto recibido, como puede ser la pérdida súbita de un ser querido, algún evento que impresionó en gran medida. Tal parece, que el cerebro, bloquea la zona del cuerpo, que sostuvo la impresión o que llevó el impacto emocional, lo cual la convierte en una, auto interferencia. Son los dolores musculares o contracciones, más difíciles de quitar, podría ser hasta una artritis.

Y es que generalmente, el paciente ya fue tratado por quiroprácticos, sobadores, masajistas, etc. que enmarañaron más el problema, y éste se extendió a otras zonas.

En el biomagnetismo, al hacer el rastreo, el cuerpo solamente la denuncia como enfermedad emocional, y según los pares que salgan, nos daremos cuenta si es una artritis, una diabetes o un cáncer falso, etc.

Será la experiencia del terapeuta o bien su paciencia la que detecte, ante que tipo de problema emocional o psicológico se está enfrentando.

Esta interferencia que el mismo cuerpo provocó y que se niega a soltar, podría ser tratada con bio-energía.

Cuando se hace el rastreo, y salen pares correspondientes a interferencias o posesión, puede ser que provengan de un daño físico, alguna alergia, un jalón, una mala postura, etc. o bien podría ser, que los problemas emocionales, lograron causar daño al tejido, hueso u órgano etc. en el que se instalaron.

Una forma de protegerte, es pedirle a tus seres de luz (según la religión o creencia que tengas) Si tu crees en los ángeles, y quieres que ellos sean tus protectores; estos bellísimos seres están pendientes de ti, son mensajeros de Dios y quieren que seas feliz, son los encargados de iluminar tu camino, para que esa misión a la que fuiste enviado a la tierra se cumpla y llegues ante el Ser Supremo, feliz y satisfecho, por la vida que llevaste.

No estamos solos, existen infinidad de seres angelicales, que están pendientes de todas nuestras necesidades. Hay ángeles a tu alrededor y según las jerarquías angelicales, algunos de ellos son los arcángeles, que con vibraciones mucho más elevadas llenas de pureza y amor, cuidan de nosotros.

Dentro de ellos están, **El Arcángel Miguel**, es un gran protector tanto de tu persona como del ambiente en el que estas. El está representado como un guerrero, su emblema es una espada, representa el color azul y así es su vestimenta.

Se dice que cuando Jesús, salva ánimas del purgatorio (bajo astral) y se hace presente en esos lugares, El Arcángel Miguel va al frente limpiando el camino con su espada.

Cuando te sientas amenazado por alguna fuerza malévola, ya sea del plano físico o del bajo astral, recurre a San Miguel Arcángel, su oración es muy poderosa te retira cualquier energía negativa, te sientes tranquilo y te da mucha seguridad para continuar tu vida normal.

Una parte de la oración, y creo yo, la que tiene mas fuerza es esta:

"San Miguel Arcángel, protegenos en el combate, se nuestro auxilio contra la perversidad y las acechanzas del demonio." Repítelo como un mantra, hasta que intuyas que ya todo pasó y que te sientes bien.

El Arcángel Rafael, solicitar su ayuda, es una gran bendición, es el encargado de la salud, su vestido es verde, algunos dicen es el medico de Cristo. Visualízalo en alguna enfermedad difícil de algún familiar o de cualquier paciente y él guiará tus manos a los puntos más importantes que quieras que sanen y sentirás una gran seguridad en la terapia que estas dando.

El Arcángel Zadquiel, es el encargado de transmutar todo lo malo, en bueno, es él que con su divina luz, activa nuestros pensamientos palabras y acciones, para que éstos se conviertan en alabanzas a Dios.

Es el rayo violeta, que hace que vibremos más en la espiritualidad y nos sea más fácil dar amor y perdonar.

Muchas veces nosotros, como terapeutas, sentimos que lo sabemos todo, talvez porque tenemos algunos otros conocimientos, o bien porque sentimos envidia hacia otros que demuestran tener mas dones para curar.

Ningún sentimiento negativo funciona, o es compatible cuando solicitamos ayuda angelical o divina.

El Arcángel Gabriel, visualizarlo con su vestimenta blanca, es sentir tranquilidad armonía, paz. Es el arcángel que anunció a María que sería madre, solicitarle a él que tu embarazo llegue a feliz término es de gran ayuda. También cuando alguna paciente anhela embarazarse, y no ha podido.

El Arcángel Jofiel, es el ángel de la sabiduría celestial, del conocimiento, de la enseñanza. Es representado por el color durazno.

Solicitarle a él que nos ilumine, que nos de discernimiento cuando no sabemos que hacer con nuestras vidas o bien cuando nuestros hijos no saben que carrera elegir, es una ayuda divina que no tardará mucho en hacerse presente.

Arcángel Chamuel, su función es el amor, ese amor puro que hace a dos seres humanos perpetuar sus vidas.

Es el amor que Dios nos envía para ser felices y para que tengamos la capacidad de dar amor y gratitud. Su vestimenta es rosa y le acompaña un cupido, la flecha del amor.

Arcángel Uriel, es el ángel de la devoción, de amor divino, de serenidad y con su inmenso amor divino libera a los pueblos de esas vibraciones densas. Pedirle a él con gran amor, cuando hay tempestades, epidemias, terremotos, huracanes etc. te sentirás seguro y lleno de paz.

En estos momentos de tanta violencia en el país, pidámosle, al Arcángel Uriel. Podemos visualizarlo en su grandeza, con ese rayo de luz amarillo, que nos da sapiencia, alegría, ganas de vivir, que cubra todo el país, o bien empieza por tu casa, tu colonia, luego tu pueblo, tu ciudad, tu estado y pidámosle que arrase con la violencia, la maldad, todas esas vibraciones obscuras, que nos están rebasando y que son inmunes a la autoridad.

Unirnos en pensamientos de amor, de buena voluntad, de caridad, de misericordia, etc. son vibraciones de luz, vibraciones positivas, que irán ganando terreno a la oscuridad.

Si acostumbras rezar el rosario, o si tienes otra religión, pueden ser cantos, oraciones, mantras, lo que tú acostumbres ya sea en tu casa, o en la iglesia con algún grupo, cuando empieces, respira profundo y poco a poco sacas el aire, cierra los ojos y visualízate afuera de donde estés, luego caminas (todo es mentalmente) por la calle, te paras en alguna casa que tu sabes viven personas problemáticas, recuerda siempre rezando, sigues por todas las calles que tú desees, puedes parar donde tu sabes ha habido riñas, asesinatos, robos y continuas por las calles o avenidas mas peligrosas, hasta terminar el rosario. Puedes visualizar a tus seres de luz como, Jesús, ángeles, seres buenos y bondadosos en los que tu creas, pueden acompañarte, caminar a tu lado y bendecir todos esos lugares, contaminados por vibraciones negativas.

Cada vez que tu reces, haces lo mismo y veras que llegará a tu vida una tranquilidad y bienestar, al igual que a las calles donde anduviste, mentalmente.

Este es un ejercicio, que yo practiqué y practico en mi calle y en mi colonia y los resultados han sido maravillosos.

La visualización no tiene distancia ni espacio, puedes abarcar tu calle, tu colonia, tu municipio, tu ciudad, tu estado, tu país y todo el mundo, si tu quieres, las vibraciones de amor emitidas serán escuchadas y entre mas nos unamos, iremos despejando esa densa neblina que cubre el espacio, producto de tanta violencia y maldad.

Capitulo 5

¿Es Importante El Ambiente De Trabajo Al Dar Terapias?

El ambiente de trabajo es muy importante, ya que si la energía fluye todo lo demás se dará. El terapeuta siempre debe tener en mente, que lo más importante para él, es el paciente.

Muchas veces nos encontramos con personas, que quieren una terapia, pero no tienen la mínima cortesía hacia quien los está atendiendo, son groseros y quieren que se les atienda rápido y el terapeuta, no muy profesional, se pone en guardia, es decir, al mismo nivel del paciente, grosero.

No olvidemos que nosotros estudiamos para servir, para sanar y esta es la razón por la debemos solicitar ayuda Angelical o Divina, tener tolerancia y ser comprensivos con este tipo de personas; recuerda que cuando una persona grita, insulta o se queja, es porque tiene un gran dolor, y no es en el cuerpo, es en el alma.

Recordemos la historia de San Jerónimo, cuando le sacó la espina a un león, que tenía en una pata. Cuentan que el león tenía asustados a la gente del pueblo, pegaba unos alaridos espantosos y les gruñía como si se los fuera a comer. Un día pasaban por ahí unos monjes, y al verlo salieron corriendo despavoridos.

San Jerónimo se le quedó viendo, se acercó y poco a poco fue ganando su confianza, al revisar sus patas, una de ellas tenía una espina ya infectada, sobó su pata hasta que logró sacarle la espina. El león sintió tanto alivio, que jamás se separó de él, y se convirtió en su más fiel compañero. Cuando escuché esta historia, hace como 5 años, me hizo reflexionar y entender porque muchas veces actuamos de esa forma, y ahora que soy terapeuta, me gusta sacar espinas y me gusta ver la cara de bienestar después de una terapia.

¿EL ESPACIO O CONSULTORIO DONDE SE VA A DAR LA TERAPIA DEBE SER UN LUGAR APROPIADO?

Si, sobre todo si tu finalidad es que la persona sane o que se sienta bien. Un lugar ventilado, limpio, en armonía, sin los problemas que ya mencioné, hará que el paciente se sienta en confianza y en manos profesionales.

Usar uniforme o una filipina en colores pastel o blanca es más higiénico, da confianza y tiene más presencia.

Es muy importante, tener a la vista tus diplomas o títulos, que respalden tus conocimientos, nunca decir palabras altisonantes o vulgares en el lugar de trabajo, que aunque muchas veces pensamos que somos graciosos, porque la gente se ríe, no es lo más adecuado ya que sólo conseguimos vernos patéticos e ignorantes.

Por otro lado, todo este tipo de palabras, pensamientos y acciones emitidas, tienen una connotación vibratoria, densa, baja, pobre, que hace que el ambiente se vea de esta misma categoría y la energía empiece a bloquearse, aspecto incompatible, para nosotros como terapeutas de biomagnetismo, en el cual su eje principal es la energía.

Los objetos y lugares, especialmente los cerrados, están llenos de energía que se impregnan de las emanaciones que emiten las personas que allí viven, entran o visitan.

"Y como por regla general, los pensamientos sentimientos y acciones de los seres humanos son bastante irresponsables, es muy probable que la calidad del ambiente en el que nos movemos habitualmente no sea la más adecuada, por lo que es muy importante que con determinada frecuencia nos ocupemos de estar purificando nuestro hogar y lugar de trabajo. El pensamiento de amor, los buenos deseos, la oración, las bendiciones, los colores, la música con notas de elevada frecuencia y los objetos que existen en un lugar, pueden estar armonizando nuestros espacios."

Todo esto nos lo dice Lucy Aspra, en su libro, "Morir si es Vivir"

Continuando con el rastreo, lo siguiente será:

El Sistema Endocrino y Glandular. Actúa como una red de comunicación celular utilizando para esto hormonas, mensajeros químicos que a través del torrente sanguíneo pueden llegar a todas las células del organismo.

Las hormonas ayudan a tener un control constante de la cantidad de agua y sales que debe haber en los tejidos, así como también la cantidad de azúcar o la proporción de sal en el sudor. En otras palabras regulan el equilibrio (homeostasis) del organismo.

Otra función importante es hacer aparecer las características sexuales secundarias, así como crecimiento y secreción.

EL BIOMAGNETISMO PUEDE CURAR TODOS TUS MALES, APRENDE COMO HACERLO.

En el siguiente esquema, están las principales glándulas;

1.- **Glándula Pineal** 2.- **Glándula Hipófisis**
3.- **Glándula Tiroides** 4.- **Timo**
5.- **Glándulas Suprarrenales** 6.- **Páncreas** 7.- **Ovarios**

8.- **Testículos**

La pregunta es; 1.- ¿Tiene disfunción Glandular?
Si la respuesta es negativa, continuamos con la siguiente pregunta.
Si es afirmativa, empezamos con los pares disfuncionales;

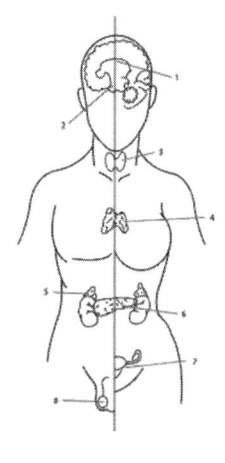

1.- **¿Tiene el par pineal-pineal?** Esta disfunción, tiene como consecuencias, vitíligo, hipocromia (falta de hemoglobina en la sangre) se recomienda, revisar suprarrenales-hígado.

Este par es más común encontrarlo, en personas mayores de 40 años, especialmente mujeres, ya que el declive hormonal, ya empezó. También puede ser el resultado de una cirugía de ovarios, útero a temprana edad.

2.- **Hipófisis-Hipófisis** (D) puede haber un problema hormonal, llamado galactorrea, (secreción en mamas) también dirige la función de tiroides, paratiroides, testículos y ovarios.

3.- **Hipófisis-Ovario** (D) disfunción en ovarios. Tal vez se estén preguntando, en cual ovario, generalmente, en el primer órgano que se menciona, se impacta con negativo, el segundo siempre será positivo, a excepción que los pies no cierren, no emparejen, será necesario preguntar al cuerpo, si van invertidos.

Hay lugares de América del sur, como; Argentina, Colombia, Venezuela que practican el biomagnetismo, los imanes positivos, siempre van del lado derecho del cuerpo, por lo tanto los negativos son del lado izquierdo, y los resultados terapéuticos son muy buenos. Esto pasa, porque están mas cerca del polo sur, y su magnetismo influye en el cambio de polaridad, con respecto a nosotros.

4.- **Tiroides-2** (D) *(es valido preguntar así)* obesidad, bocio, retención de líquidos, temblor de manos, taquicardia.

Hoy en día es muy común enterarse de mujeres que se han operado de la tiroides por cáncer. Lo más sorprendente es que aparece de la noche a la mañana ante el desconcierto de la persona así como de los familiares, quedando la duda de la ética profesional del medico, ya que como sabemos el costo de estas cirugías es bastante elevado y es el camino mas rápido para enriquecerse.

Mi sugerencia es que busquen otras alternativas, y entre ellas está, el biomagnetismo, ya que bio-energéticamente, el cuerpo denuncia que enfermedad le aqueja y, que muchas veces son posesiones, energías interferentes, partículas astrales o como ustedes quieran llamarles, pero que están ahí y que son las causantes, en este caso de un desequilibrio glandular, o bien un cáncer falso.

5.- **Paratiroides**-2 (D) osteoporosis, hipocalcemia, puede dar por traumatismo, edad, infecciones, anorexia, depresión, también se puede presentar ansiedad, irritabilidad y algún problema hipogástrico, miedo, nerviosismo.

6.- **Parotida-2** (D) Lolita; (cuando aparece un nombre enseguida del par, es quien lo descubrió.) Influye directamente sobre las hormonas de tiroides, paratiroides y páncreas, promueve la producción de tiroxina, calcitota e insulina, mejora el calcio. (Revisar pudendo-2)

7.- **Timo-2** (D) refuerza el sistema inmunológico, cuando hay bajas defensas.

8.-**Timo-hipófisis** (D) estimula el sistema hormonal, cuando hay decaimiento emocional, tristeza, depresión, cuando te sientes vulnerable ante la ausencia de un ser querido, etc.

9.- **Timo-suprarrenales** (D) (Álvaro) sistema inmunológico, coordina hormonas.

10.-**Suprarrenales-2** (D) fatiga crónica, (no produce corticosteroides) edema general, dolor de senos, mal de Adisson. (Agotamiento, mareos, nauseas, vomito, perdida de peso, dolor muscular, intolerancia al frío, pecas negras, pigmentación.)

Si eres mujer y ya estas en la edad de la menopausia, es probable que en cualquier momento de tu vida, te sientas diferente, tal vez triste, incomprendida, depresiva, sola, con ganas de llorar, etc. etc. Pregunta a tu cuerpo, si tiene disfunción glandular. Impactar estos pares, harán que te sientas de maravilla, y al transcurso de otras terapias mas, de este tipo, tu equilibrio hormonal, te volverá a dar la seguridad de antes.

La benevolencia de los imanes es extraordinaria, aunque es probable que en la primera terapia, sientan muy poco alivio, o bien sientan mejoría en otras dolencias secundarias. Es necesario seguir con un programa, sobre todo, cuando ya es una enfermedad crónica.

La terapia de imanes empezará a activar tejidos u órganos afectados por dicha enfermedad, hasta llegar al origen de esta, y muchas veces sucede hasta la tercera o cuarta terapia, dependiendo mucho de la calidad del terreno, es decir, la edad de la persona, peso, calidad de vida etc.

EL BIOMAGNETISMO PUEDE CURAR TODOS TUS MALES, APRENDE COMO HACERLO.

Existen casos, que a la primera terapia, el paciente presenta una mejoría muy evidente a ojos de los presentes.

Por otro lado también puede haber una reacción, todo lo contrario al objetivo de su visita. En la medicina alternativa, llámese naturismo, acupuntura, polaridad, bio-energía, etc. existe lo que se llama, "una crisis curativa" Esto sucede, porque existen en el organismo infinidad de desechos, radicales libres, toxinas provenientes de muchas fuentes como, alimentos chatarra, carnes, medicamentos, refrescos, etc. y que el cuerpo necesita eliminar para su mejor funcionamiento. Recuerda que en un rastreo general, los imanes desinflaman, bloquean actividad microbiana y muchas otras funciones que estimulan eliminaciones, y que van a provocar reacción o chock, en órganos que ya se habían acostumbrado a ese tipo de alimentación y a esos microorganismos que los habitaban.

El naturismo, es de mucha ayuda para estos casos de confusión y desaliento del paciente. Voy a mencionarles algunas experiencias con pacientes:

Mujer de 53 años, con un problema de colitis aguda, a simple vista se observaba una zona abultada en el colon ascendente, tenia estreñimiento crónico, todo el abdomen bajo presentaba inflamación, dificultad para eliminar gases, dolor de cabeza y taquicardia, dentro de los mas importantes.

En el rastreo aparecen los pares:
Pineal-2	temporal-2	parietal-2
Malar-2	ojo-2	craneal-2
Esófago-vejiga	hígado-piloro	colon ascendente-colon descendente
ciego-contra ciego	interferencias.	

Al final, la paciente expreso sentirse muy bien, a lo que yo le sugerí, para el siguiente día, una monodieta a base de una sola fruta, agua en abundancia, caminar media hora, té de hojas de laurel y anís, reanudar su alimentación al segundo o tercer día, con verduras crudas o semicocidas, próxima cita de imanes en tres días.

Yo la volví atender a los ocho días, su semblante era de confianza, de agradecimiento se sentía mucho mejor, y ahora su prioridad era una tortícolis, que no le permitía mover el cuello hacia la zona de dolor; ella comento haber dormido bien, sin ninguna tensión ni mala postura, probé si era posesión, terminé la terapia y el dolor había desaparecido. Se fue muy contenta y con ganas de seguir con las terapias, hasta que se le diera de alta.

Cuando se presenta, este tipo de problemas, estamos hablando de una mala nutrición, como consecuencia una mala digestión, también puede haber problemas emocionales involucrados, ya sea que estos fueron los causantes de sus malestares, o bien, sus dolencias provocaron el estado emocional. De cualquier forma en el rastreo aparecen pares emocionales y físicos, que le van dando la pauta al terapeuta, para comprender cual es el mal que le aqueja.

Existen en el rastreo del par biomagnetico, los reservorios, los cuales están sostenidos por microorganismos patógenos, que se alojan en una determinada zona, órgano o tejido, afin a sus necesidades, y pueden ser agrupación de bacterias, virus, parásitos, u hongos, causando serios problemas al organismo.

Muchas veces iniciamos el rastreo con ellos, y de esa forma éste será mas corto, ya que podemos detectar pares líderes.

PARES RESERVORIOS.

Nervio vago- riñón contrario (reservorio universal) Benavides.
En este caso, se debe revisar con riñón derecho, si no cierra con el izq.
Ojo- empeine (V) (viceversa) Guillen Barre. Revisar Pineal- B. Raquídeo.
Vesícula-vesicula (E) Prada, problemas vesiculares.
Cava-hipofisis (reservorio de artritis)
Vagina-vagina (B) yersinia pestis
Uretra-uretra (V) corona virus
Ínter ilíaco-sacro (P) problemas digestivos.
Pineal-arco plantar (V) Guillen Barre
Bazo-pulmón (B) problemas respiratorios.
Dental-riñón (B) problemas bucales, encías.
Muñón-muñón (E) universal (diferentes microorganismos)
Pleura-peritoneo (B) (viceversa) dolor e inflamación en los costados.

Siguiendo el rastreo, vamos a empezar por la cabeza y la siguiente pregunta será:

¿TIENE PARES CRANEALES? Si la respuesta es si, estos son los pares:

Pineal-Bulbo R. (V) Guillain Barre, esta es una enfermedad viral y es sumamente agresiva, provoca un daño cerebral severo. Si se logra sobrevivir a este virus, quedarán secuelas, como; fatiga, mareo, puede haber parálisis facial, caminar lento.

En cada persona los síntomas son diferentes, puede ser a cualquier edad y de cualquier sexo.

El biomagnetismo es de gran ayuda, si se alterna con un buen tratamiento medico, sobre todo en la activación motora es excelente, al cabo de algunos meses de terapia, se puede apreciar un tono muscular casi perfecto.

Parietal-2, (V) toga virus, encefalitis, problemas renales, cerebrales, pulmonares, afecta centros nerviosos. Cuando este par le sale a un paciente, generalmente, no puede dormir, sus nervios están alterados. (Este par se impacta debajo de pineal, a uno y otro lado)

Parietal- Riñón (E) Goiz, problemas renales, infección en vías urinarias.
(Negativo en parietal derecho, positivo en riñón izq.)

Muchas veces, la persona llega con una infección en vías urinarias, y al impactar el par biomagnetico, que el cuerpo pide, es muy común que el paciente piense, que se le va a quitar a la primera terapia.

Podría suceder, si es un problema agudo, que éste desaparezca a la primera. Sin embargo, las terapias se podrían incrementar y ser mas continuas, hasta que el paciente se sienta aliviado, y en el rastreo ya no salgan pares de vías urinarias. Podemos apoyarnos en la herbolaria, con infusiones de mercadela, (también conocida como caléndula) y zarzaparrilla, una taza en ayunas y otra antes de acostarse.

Con respecto a esto, me gustaría hacer hincapié, que la medicina alópata, es de gran ayuda, en algún caso de infección, ya que es necesario actuar con rapidez, sobre todo si se trata de niños o ancianos. Una vez que todo esté bajo control, se puede recurrir a la terapia de imanes, en forma alterna a los medicamentos, ya que de esta forma se eliminan toxinas y los órganos afectados, recuperan más rápido su función, así como las zonas aledañas que fueron afectadas por el antibiótico. Es muy importante que el terapeuta en biomagnetismo, conozca sus limitaciones.

Parietal-Colon transverso (P) Entamoeba histolytica, problemas digestivos, pujos rectales, dolor de cabeza, invade hígado, pulmón y cerebro, puede haber crisis convulsivas.

Temporal-2 (B) Rickettsia Prowazekii, tifo exantemático, nerviosismo, falta de sueño. (Se impacta imanes, en los huesos craneales arriba de las orejas.)

Temporal der.-2 (E) Bonilla, esquizofrenia, mucha agresividad, (muchas veces, este par lo encontramos en personas muy irritables, agresivas, con problemas de ansiedad, muy nerviosas)

Temporal izq.-2 (V) Polioma, problemas nerviosos, insomnio, vértigo, desequilibrio al caminar, presión alta. (Se transmite por roedores)
(Se pone negativo y positivo del lado izquierdo).

Mastoides-2 (P) filaria, intensos dolores de cabeza, inflamación de tejido intercraneal. Este puede ser leve, hasta tumor cerebral.
(Se impacta atrás de la orejas, sobre los huesitos)

Oreja-2 (E) Leny, intoxicación, neuralgia del trigémino, tic nervioso.

(En la parte alta de la oreja, se encuentra este punto)

Quiasma-2 (E) Lucina, sistema inmunológico, regula sistema linfático.
(Los imanes se colocan arriba y atrás de las sienes, entre el cabello.)

Polígono-2 (V) reovirus, problemas nerviosos, insomnio, vértigo, retinopatía. (Deterioro de los vasos sanguíneos que irrigan la retina)
Se impacta arriba de las sienes, ahí por donde están las entradas del cabello.

Oído-2 (P) toxoplasmosis, problemas auditivos, puede haber ceguera y sordera en niños afectados. Muchas veces, este parásito, provoca comezón en el conducto auditivo, no es recomendable rascarse ya que se puede irritar o inflamar el oído, y tendría otras consecuencias, como mareo, vértigo o dolor,

Occipital-2 (V) Eipsten barr, mareos, irritabilidad, fatiga, confusión mental, provoca trastornos bipolares, psicosis, neurosis y depresión severa.

Cerebelo-2 (B) estreptococo salibarius, crisis convulsivas, se encuentra en saliva y tuvo digestivo. (Se ponen los imanes en la parte de atrás, abajo del cerebro.)

Cerebelo-Bul. R. (V) new castle, conducta agresiva, marcha tonta, desequilibrio, mareo, vértigo. (Asociado con guillen barre, parálisis total) Glaucoma, visión borrosa, puede provocar ceguera.
Todos estos pares son muy comunes en personas de 50 años en adelante, aunque, también pueden presentarse en jóvenes, con algún deterioro mental, ya sea por enfermedad o por consumir drogas y alcohol.

Bulbo Raquídeo-Tiroides (V) meningitis viral, hay diferentes virus (entero virus) que la provocan, aunque también puede ser bacterial y es mas agresiva.
Los síntomas son, generalmente comienzo repentino de fiebre con dolor de cabeza, cuello rígido, y con malestar general. Dependiendo del virus, puede aparecer un salpullido ó erupción.
Ciertos virus pueden causar también síntomas gastrointestinales (diarrea, vómito) y respiratorios (resfriado común, garganta adolorida).

Bulbo Raquídeo-Vejiga (V) dengue hemorrágico. El dengue es una enfermedad viral aguda transmitida por el mosquito Aedes aegypti, que se cría en el agua acumulada en recipientes y objetos en desuso. La persona que lo padece cursa con pérdida de líquido y sangre por trastornos de la coagulación.

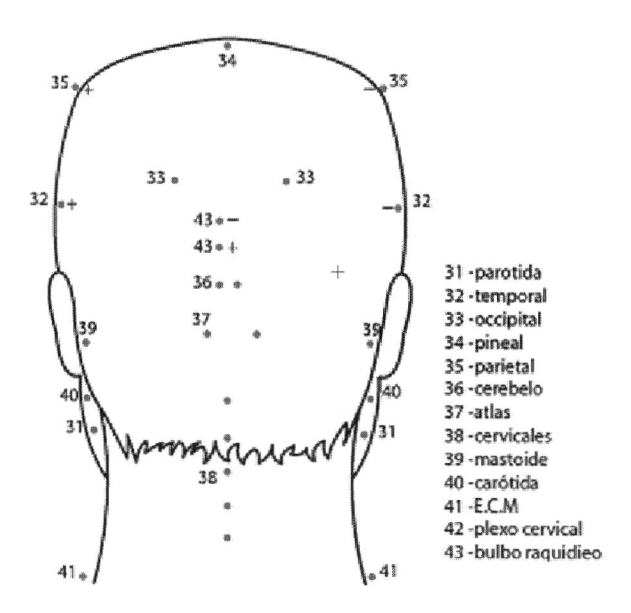

```
         34
  35        35
     33   33
 32             32
     43
     43
     36    +      31 -parotida
         37       32 -temporal
   39        39   33 -occipital
                  34 -pineal
  40         40   35 -parietal
  31         31   36 -cerebelo
                  37 -atlas
         38       38 -cervicales
                  39 -mastoide
                  40 -carótida
                  41 -E.C.M
                  42 -plexo cervical
  41         41   43 -bulbo raquidieo
```

En mi experiencia, como terapeuta, les diré que un buen porcentaje de personas que acuden a una terapia de biomagnetismo, y que tienen algunos o casi todos los síntomas de los pares craneales, arriba mencionados; bio-energéticamente detecto que son posesiones. ¿Cómo percibo su presencia? A través de la práctica de terapias energéticas, en este caso el par biomagnetico. Percibo la presencia de otras energías, que están perturbando el campo energético del paciente. Lo que me da la pauta para pensar, que nuestro cuerpo, físico, emocional y espiritual está de tal forma compactado constituido o formado, que cualquier partícula etérea o conjunto de puntos que integren una unidad astral o bien una energía negativa o demoníaca, si así le queremos llamar, altera la salud del paciente e interfiere en mi sensibilidad, con pequeñas descargas eléctricas en los dedos de las manos o bien en todo el brazo. Siguiendo los pasos del rastreo, me entero en donde se encuentran, impacto imanes, si el cuerpo me lo pide, ya sea por que existe daño en el tejido o hay presencia de microorganismos; de cualquier forma esas energías interferentes tienen que ser expulsadas. Te darás cuenta que ya no están, por las respuestas del paciente, cuando tu preguntes; ¿sigue el dolor? ¿El mareo o el malestar que traía persiste? Etc. Etc.

Te llevaras cada sorpresa, sobre todo cuando la persona trae un dolor de espalda o de ciática, por nombrar algunos, y en 10 o 15 minutos ya no tiene nada. Y no hiciste un acto de magia o de brujería, como dicen algunos, simplemente sacaste posesiones.

No es necesario que el paciente se entere de tus maniobras, hazlo mentalmente y protéjete.

Capitulo 6

Que Tipo De Imanes Usar.

Existen imanes de diferentes tamaños, generalmente, los que se usan en cabeza son de tamaño medio, de 1000 y 2000 gauss.

Muchas veces si la persona es adulta y viene muy afectada, con males crónicos, se pueden usar imanes más grandes.

Existen imanes desde uno a tres centímetros de diámetro, muy convenientes para usar en puntos de cara, y estos serian de ferrita. Algunas ferreterías del centro, DF. Los venden y ya traen marcada la polaridad, en el centro de una de las caras traen una pequeña marca, y es polaridad positiva. Algunos miden 2 cm., de ancho por 5 de largo, se pueden usar en craneales, en adultos, también en extremidades superiores e inferiores, así como en niños, (no bebés) en el cuerpo.

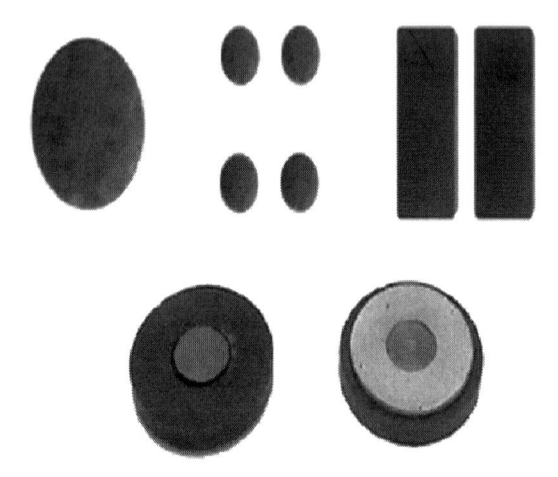

Los redondos, tipo anillo, tienen un inductor de metal en el centro, esto hace que se concentre el poder en gauss, según la cara que estemos usando, negativa o positiva. Los hay desde 2 cm., de diámetro hasta 15 o 20 cm. parece ser que este tipo de imanes los quitan de televisores viejos, grabadoras u otros artefactos.

Los arriba mostrados son de ferrita, y son los mas apropiados para usar en bio-magnetismo. Si desconoces la polaridad de las caras de los imanes, puedes conseguir un testador, que trae marcadas la polaridad negativa de un lado (negra) y polaridad positiva del otro (roja).

Si al poner el lado negro, frente a una de las caras del imán, estas se repelen, esa cara es negativa, si se atraen, es positiva.

También puedes usar una brújula, al ponerla arriba del imán te marcará la polaridad a que pertenece.

Puedes marcarlos, forrarlos, de tal forma que estén plenamente identificadas las polaridades, y no tengas dudas ni problemas al impactarlos, una vez que se hizo el rastreo.

Recuerda, imanes de 2 cm., o menos se usan en cara y niños. (En bebés, es mejor usar bio-energía o una transferencia.) En adultos, en zona del tórax, como pericardio, coronaria, mamas, usar imanes medianos o pequeños, los tipo fichas de dominó.

Los grandes se usan normalmente en adultos, en áreas del cuerpo; Es muy importante, estar seguros de la polaridad, ya que una carga equivocada, tendría resultados nulos o no deseados, por ejemplo, un imán positivo, donde hay dolor e infección, aceleraría el proceso del malestar. Poner exceso de imanes en zonas como, tórax o cara, puede ocasionar ansiedad, taquicardia, dolor fuerte de cabeza, etc. O bien, imanes puestos en órganos equivocados o polaridad falsa, puede tener como resultado un malestar general, que echará por tierra todo tu trabajo y reputación.

Los imanes de neodimio, sobre todo medianos y grandes, ayudan mucho en dolores de articulaciones, como rodillas, tobillo, codo, hombros, o cadera y espalda.

PARES DE CARA

Polo-2 (E) Abraham, dislexia, pérdida del equilibrio, vértigo, tartamudeo, bulimia, hiperactividad en niños. (Se impacta arriba de seno frontal, ahí por donde podrían salir cuernitos)

Hipófisis-Bulbo R. (D) Diabetes insípida. (Las personas con diabetes insípida tienen sed todo el tiempo, pueden levantarse 2 o 3 veces durante la noche para orinar. Se desarrolla por alguna lesión en la cabeza, cirugía o tumor cerebral.)

Hipófisis-Vejiga (V) Dengue gripal, dolor de articulares, problemas respiratorios.
(Se encuentra a mitad de la frente y donde nace el pelo, se impacta en vertical)

Ínter ciliar-Bulbo R. (E) David, problemas de personalidad, conductas variantes, alteración de carácter, también se impacta, cuando un niño no crece por causas injustificadas. (En medio de las cejas, en el entrecejo, negativo y bulbo raquídeo en la parte posterior de la cabeza, mas o menos a la altura de las fosas nasales, positivo).

Supraciliar-Bulbo R. (E) Vivian, problemas emocionales, inconformidad por alguna perdida, abortos, embarazos no deseados, muerte de algún familiar, etc.
(Arriba de interciliar)

Seno Frontal-2 (V) Sinusitis, migraña. (En migrañas persistentes, se impacta, Seno frontal-Suprarrenales) problemas respiratorios. (Arriba de las cejas)

Sien-2 (E) Isaac, hipertensión, micro circulación del cerebro, migraña, enfisema pulmonar.

Parpado-2 (B) Nisseria catarralis, problemas bucales, sinusitis, otitis, problemas respiratorios. Revisa el par Mandíbula-2, ya que estos pares juntos detectan problemas en encías. (Sobre los parpados, ojos cerrados)

Ojo-2 (V) citomegalo virus, ataca la medula espinal, esclerosis múltiple, retraso mental. (Se colocan, los imanes sobre el ojo cerrado)

Canto del ojo-2 (H) Asperguilus flavus (se encuentra en cereales y cacahuates) problemas oculares, con rubéola causa ceguera. (Este par se encuentra en el rabillo del ojo).

Craneal-2 (B) bacilo ántrax, problemas respiratorios, tumor hipofisiario, fotofobia, pólipos nasales, mala visión. (Se impacta en el lacrimal)

Piso orbital-2 (V) orf, problemas oculares, glaucoma, insomnio, nerviosismo. (Se impacta en la cuenca del ojo, donde esta la ojera)

Lacrimal-2 (B) klepsiella pneumanie, problemas respiratorios, rinitis, laringitis, influenza, infección de vías urinarias.
(Se impacta más abajo del lacrimal, a la altura del pómulo)
Este par es muy importante, sobre todo si tienes algún tipo de infección, en vías urinarias o respiratorias, si por alguna razón no lo mencionaste en el rastreo, y el paciente lo tenía, seguirá perdurando la principal sintomatología.

Seno nasal-2 (V) sinusitis viral, catarro, problemas respiratorios.
(Debajo del par piso orbital)

Pómulo-Riñón (P) Plasmodium vivax, paludismo, problemas digestivos.
(Se impacta un poquito antes del pómulo)

Malar-2 (V) entero virus, problemas digestivos, mareos, dolores de cabeza.
(Aquí se colocan los imanes en el pómulo)

Nariz-2 (B) toxoide, alérgicos, secuelas de infecciones crónicas.
(Sobre la nariz, a uno y otro lado de las fosas nasales)

Comisura-2 (V) herpes 1V, hormigueo, pequeñas llagas dolorosas (es el mismo virus de la varicela) Se impacta en las comisuras de la boca.

Lengua-2 (P) escabiosis sarna, cutáneo, tipo dermatitis, causa alopecia ariata (se cae el pelo a mechones) da por pelo de animales. (Un poco arriba y a unos 3cm. De comisura.)

Angulo-2 (B) estreptococo fragilis, problemas bucales (halitosis)
(Se impactan entre mandíbula y lengua)

Mandíbula-2 (B) Nisseria gonorrea, problemas genitourinarios, se impacta con parpado-2, para problemas de encías, como gingivitis.

Nervio Vago-riñón (reservorio universal) problemas de adicciones.
(Se impacta al lado del cuello.)

PARES DE CUELLO

Angina-2 (V) Herpes II, candidiasis, inflamación de garganta y dolor, es resistente. Problemas respiratorios.

Laringe-2 (B) basilo pertusis, tos ferina, tos cronica, <u>problemas repiratorios</u>

Cuello-2 (P) blastositis hominis, dermatitis, trastornos mentales, dolor de cuello, Epilépticos.

E.C.M.-2 (D) alteración del sistema nervioso central, nervios, sudoraciones, palpitaciones, mala circulación, colitis.

Carótida-2 (E) Marimar, hipertensión.

Plexo Cervical-2 (B) estreptococo fecales, esclerosis múltiple, tos, garraspera, medulares.

Plexo cervical-cava (impactar cuando hay ácido úrico elevado, gota.)

Atlas-2 (E) Juana, sexuales, falta de emoción sexual.

Cervical-Dorsal (E) Pasciano, dolor en miembros superiores, especialmente codo.

A lo largo del rastreo, se encuentran varios **pares respiratorios,** están subrayados para que los localices fácilmente, principalmente si padeces de gripas recurrentes, anginas, tos, etc. hacerte el rastreo, aunque no estés enfermo, saldrán los pares respiratorios, ya que, recuerda, la actividad microbiana esta ahí, y energéticamente el cuerpo la denuncia.

Es probable que con una o dos sesiones tu males desaparezcan; si la enfermedad es crónica, el cuerpo irá eliminando algunos pares, hasta que definitivamente no aparezcan pares respiratorios.

El uso de estos pares es tan eficiente, que la fe en el biomagnetismo, te hará interesarte cada vez más. Yo fui una de las personas que cada 3 o 4 meses, era victima de unas gripas atroces, tenía que guardar cama hasta por 15 días. Lo primero que hice, desintoxicar mi organismo, luego, incorporar a mi alimentación más frutas y verduras, después, seguí con los pares respiratorios. Cuando tu empiezas una dieta alcalina, el cuerpo reacciona positivamente, como lo mencioné anteriormente, los genes que fueron diseñados para tu tipo de alimentación, crean nuevas células, dispuestas a fortalecer tu sistema inmunológico.

Los imanes impactados en los órganos afectados, con este apoyo, cumplirán su objetivo con más rapidez y eficiencia, ya que los microorganismos serán eliminados en forma natural y sin las secuelas del antibiótico.

Si tienes dolor de garganta, y solo impactas angina o laringe, no te lo recomiendo, es probable, que sientas mejoría, pero al no hacer un rastreo completo, los microbios podrán desplazarse hacia otros órganos o tejidos, afines a sus necesidades, también pueden hacerse más resistentes, o bien que sufran mutaciones, etc. y que más adelante se harán evidentes.

EL BIOMAGNETISMO PUEDE CURAR TODOS TUS MALES, APRENDE COMO HACERLO.

Figura en donde se localizan los pares bio-magnéticos, cara, cuello

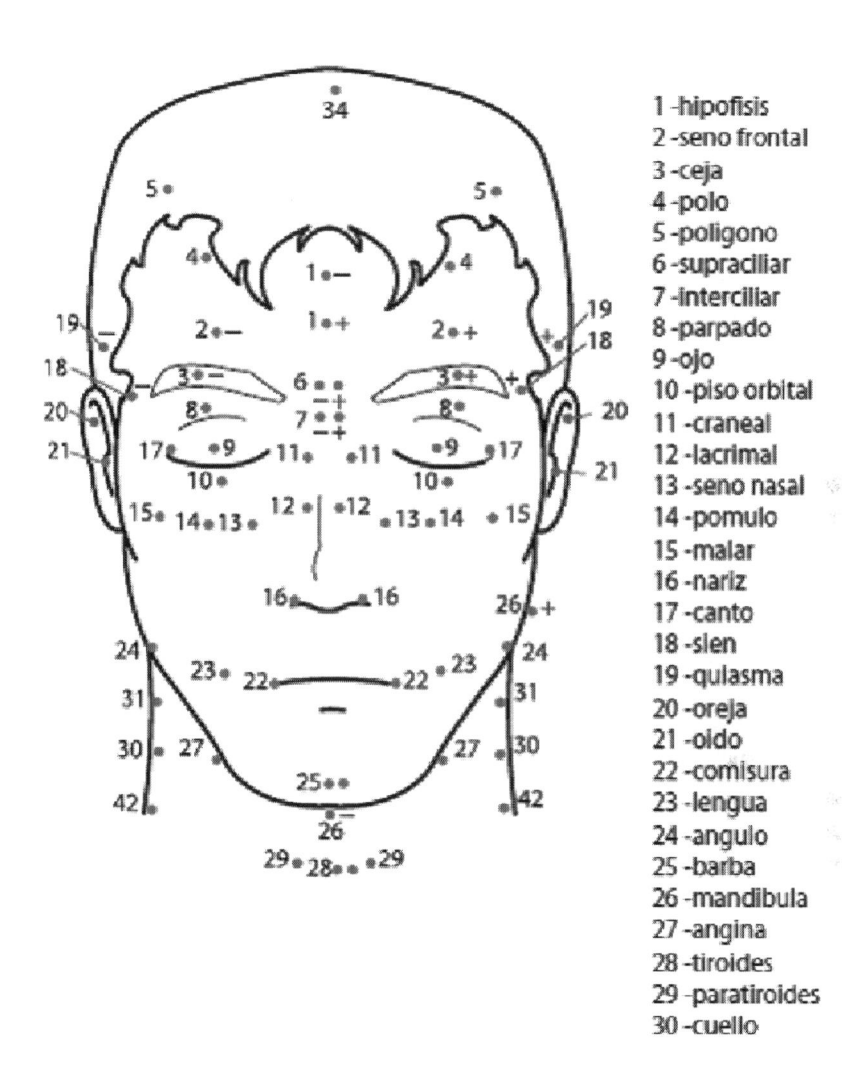

1 -hipofisis
2 -seno frontal
3 -ceja
4 -polo
5 -poligono
6 -supraciliar
7 -interciliar
8 -parpado
9 -ojo
10 -piso orbital
11 -craneal
12 -lacrimal
13 -seno nasal
14 -pomulo
15 -malar
16 -nariz
17 -canto
18 -sien
19 -quiasma
20 -oreja
21 -oido
22 -comisura
23 -lengua
24 -angulo
25 -barba
26 -mandibula
27 -angina
28 -tiroides
29 -paratiroides
30 -cuello

85

PARES DE ESPALDA

2da. Dorsal-2 (B) legionella neumofilia, provoca disfunción pulmonar, es una infección que puede ser grave, (se encuentra en agua contaminada) Problemas respiratorios.

Escápula-2 (B) microbaterium leprae, es agresiva, cualquier enfermedad la hace más resistente, puede causar cáncer. (Pueden impactarse en los pulmones)

Cava-2 (H) Trycophitum, dolor fuerte de espalda, micosis.
 (En medio de los homoplatos)

Suprarrenales- Todo el frente (V) asma bronquial, alergias. (Preguntar si tiene el par Axila-2) la forma de impactar este par; el primer par irá negativo, los de enfrente, lado derecho negativo, izquierdo positivo.

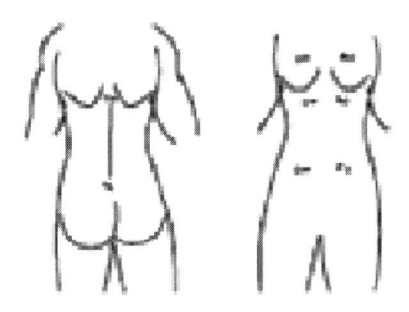

Suprarrenales-Recto (B) Leptospira, problemas en tubo digestivo, sangrado rectal, alopecia, parecido a la sarna, puede ser mortal.
 Esta bacteria se encuentra en la orina de ratas y ratones infectados, por lo que se recomienda lavar con agua y jabón, las latas que vayamos a usar, sobre todo las de jugos o refrescos, que nos llevamos directo a la boca ya que permanecen almacenados en bodegas, donde habitan estos roedores.

Cáliz renal-Uretero (V) **herpes v,** problemas renales, vías urinarias, uretra, piedras en los riñones.

Cápsula renal-2 (B) proteus mirabilis, problemas renales, produce lupus eritema toso.

Riñón-2 (B) clostridium tetanie, problemas respiratorios, catarro agudo, espasmos musculares en cara y cuello, confusión mental, esto sucede cuando es causado por piquete de araña, alacrán, víbora, ciempiés.

Estos tres últimos pares, generalmente aparecen en problemas de riñón, si ya impactaste un par, los demás ya no van a salir, ya que están dentro del mismo campo de resonancia magnética que forman los imanes.

Si el paciente viene con piernas, tobillos y parpados inflamadas o puede ser alguno de los tres. Es muy importante hacerle hincapié en una dieta baja en sodio.

Riñón-pómulo (P) Plasmodium vivax, paludismo, malaria, dolor articular y muscular, gases intestinales.

Riñón-sacro (D) disfunción intestinal, gases intestinales, inflamación, estreñimiento.

Riñón-duodeno Diabetes Mellitus, carnosidad en ojos.

Riñón izq. duodeno (B) clamydia trachomatis, problemas visuales, laringitis, rinitis, dolores musculares.

Riñón-hígado (D) cirrosis hepática, por toxinas de medicamentos, transfusiones, alcoholismo.

Como lo mencioné anteriormente, el objetivo de toda esta información, es que aprendas a curarte, a mantener tu cuerpo en armonía, a tener fe y amor a todo lo que haces. Todo lo que existe en el universo está en constante cambio y movimiento, y por lo tanto debemos avanzar, no podemos detenernos a lamentaciones, a sufrimientos que nos dañan, como vivir en el pasado, lamentando por lo que pudo haber sido y no fue, y a tantas cosas negativas que nos bloquean, que estancan nuestra vida y la de los demás; decía Sor Juana Inés de la Cruz, que nada será igual, aunque escojamos, el mismo lugar, la misma hora, las mismas personas, las mismas circunstancias, etc. Ya que muchas veces, queremos que se repita ese momento mágico.

Hace poco me enteré de una nueva terapia, que se llama; "Resonancia Armónica" esta terapia consiste, (a grandes rasgos) en escuchar música, de frecuencias vibratorias muy altas, sonidos que son percibidas por las células y aun más, por fotones y partículas que forman parte de la nada (para nosotros) es decir de planos sutiles.

Cuando uno escucha esta música, se siente una tranquilidad, una armonía, se puede percibir, como la energía magnética de nuestro cuerpo empieza a activarse, lo único que tenemos que hacer es conectarnos mentalmente y activar ese sanador interno que todos tenemos.

Les comento esto, porque me parece, que dar terapia con bio-energía, es precisamente eso, activar esa sanador que todos traemos dentro.

Capitulo 7

¿Como funciona la Bio-energía?

Y aquí es donde les quiero platicar de este recurso que tenemos los seres humanos, para conseguir salud; "La bio-energía".

Esto es como un micro-ship, es el sanador interno y lo traemos integrado desde que nacemos, podría ser ese registro genético, del que habla García Chacon.

Dios nos envió a la tierra con todo integrado, el problema es que no sabemos activar ese micro-ship, si la tecnología ya nos rebasó, ¿porque nosotros seguimos estancados?

Tal vez, porque estamos programados para desarrollarnos más en el aspecto económico, y esto es válido, a nuestros padres todavía no se les olvida, la educación que recibieron, llena de secuelas, producto de las miserias económicas y vejaciones que sufrieron antes, durante y después de la revolución, y que ahora, somos nosotros, algo así, como un escudo protector para nuestros hijos, ¡que no les falte lo que yo no tuve! Y que con esta mentalidad tal vez nos fuimos al otro extremo, antes estábamos al servicio de los padres, y ahora estamos al servicio de los hijos.

Una dualidad, en la que los resultados son buenos, si hay ejemplo de trabajo, de amor, de lucha, de agradecimiento, etc. de lo contrario tendremos hijos, sin respeto, ni a sus padres, ni a los mayores, lacras de la sociedad, hijos que creen que todo se lo merecen, etc. etc.

Afortunadamente, esa juventud trabajadora, preparada, con inmenso amor a sus padres e hijos, es la mayoría, ya que serán nuevos valores que superarán a otros con mentalidad pobre, carente de principios y bondades.

La energía está en todo lo que vemos en todo lo que pensamos, hacemos, tocamos, sentimos, es la esencia divina, que nos da vida.

El biomagnetismo, ha dado la pauta a muchas personas dedicadas a la salud, para extender sus conocimientos y combinar dos o más terapias, en una persona enferma, y esa podría ser la bio-energía.

Cuando preguntamos al cuerpo, si tienen tal enfermedad, y éste nos responde al retraerse la pierna, es una conexión energética, que hace que se ejecute un acto reflejo, si nos encontramos en algún lugar, y una persona quiere que le hagamos un rastreo y no traemos imanes; lo podemos hacer.

Colocamos al paciente en la camilla, y comenzamos; sintonizamos con la persona, preguntamos si tiene enfermedad física, emocional o energética y mentalmente vamos a ir colocando los imanes que el cuerpo nos vaya pidiendo, visualizamos el órgano, músculo, hueso, tejido, etc. que el rastreo nos pida, y colocamos los imanes, virtualmente. (Generalmente, esta terapia o esta forma de rastreo, funciona cuando ya tenemos más práctica y que hemos adquirido más sensibilidad.)

La conexión energética, del deseo, de la voluntad, de la fe y el amor que nos una con el paciente es muy importante, porque esa será la energía que defina la efectividad de la terapia.

El deseo y la buena voluntad de ayudar, crean un campo magnético, entre nosotros y hacia donde va dirigida tu intención, que en este caso, será la otra persona a la que queremos sanar.

Así funciona la ley de la atracción, entre el sujeto que emite el pensamiento y el objeto deseado se establece un lazo magnético, que atrae todo lo que deseamos, como el imán atrae al metal.

Por supuesto, que muchas veces existen interferencias, que nos impiden lograrlos, y de eso ya hablé en páginas anteriores. Ver (Pág. 66)

También, por medio de la bio-energía, podemos curar a distancia; sintonizamos con la persona que queremos sanar; para este aspecto, es mejor usar la técnica de las manos, comenzamos; abro canal de comunicación, o de investigación, porque en realidad lo que vas hacer, es una investigación. Hasta este momento tu ya estás en la misma frecuencia vibratoria del paciente, le comentas (mentalmente) que vas a ocupar su lugar, utilizando su nombre, que si está de acuerdo, al decirte que si, lo siguiente será, yo…el nombre de la persona a distancia, luego preguntamos, ¿tiene enfermedad emocional? Si la respuesta es afirmativa, lo siguiente será, ¿tiene interferencias? Si, ponemos estos pares, la siguiente pregunta, ¿tiene posesión? Si, impactamos imanes, luego ¿tiene enfermedad física? Si, seguimos con el rastreo normal.

Debo aclarar, que este tipo de terapia se llama de transferencia, y se puede hacer a cualquier persona, es decir; yo terapeuta, quiero ponerle imanes a una hermana que está en Londres, me hago un auto rastreo, usando el nombre de mí hermana, o bien, si en ese lugar está otro familiar, es más fácil que yo ponga los imanes a la otra persona, que va a ocupar energéticamente el nombre de mi hermana.

Funciona con cualquier persona que se preste para hacer la transferencia, pero es mucho mas efectiva, con un familiar, que los una un lazo sanguíneo y un deseo de que realmente sane. También la puedes usar en casos de bebes o niños que no quieren que se les ponga imanes.

Debes llevar una información continua entre el paciente y tú, para saber, que tanto le está funcionando la transferencia, y así continuar haciendo las siguientes terapias.

Está comprobado, que el amor de una madre hacia un hijo, es de las vibraciones mas elevadas, por el lazo sanguíneo y de amor que los une, lo cual hace que cualquier petición, o bendición de ésta hacia sus hijos, sea escuchada por los seres de luz de planos divinos, convirtiéndose muchas veces en verdaderos milagros.

Con respecto a esto, me gustaría compartirles, lo que yo considero fue un milagro. Hace aproximadamente un año, mi hijo menor, se fue a una fiesta, me comentó que iban a estar varios ex-compañeros de la carrera.

Serian, como la 3 de la mañana, cuando escuché clarito la palabra ¡mama!, era su voz, me desperté desconcertada, y lo único que dije, cuídalo Sr. Como a los 10 min. Sonó el teléfono, y era él, diciendo que había tenido un accidente pero que estaba bien.

Mi esposo y yo nos trasladamos al lugar que nos señaló, y al ver el carro, se nos enfrió la sangre, estaba con las ruedas para arriba y el cofre aplastado, pregunté por mi hijo, y nos dijeron que estaba en la patrulla, pero que estaba bien, solo síganos al Ministerio Publico.

Yo iba muy nerviosa, pensando, como pudo salir, si cuando llegó ayuda, el ya estaba afuera, debe de tener golpes, o heridas, pensé.

Empecé a sintonizar con él, y por medio del rastreo me enteré, que partes de cuerpo estaban lastimadas, visualicé su organismo, y proseguí a pasar energía a todas esas áreas, por supuesto pidiéndole a Dios que me ayudara.

Pasaron varias horas, hasta que pudo quedar libre, los comentarios eran, se salvó de milagro, tendrá que ver a un doctor, porque luego vienen las consecuencias.

Cuando pude hablar con él, le pregunte, ¿te sientes bien? Me dijo que si.

¿Te duele algo? No, otro día fue lo mismo, no me duele nada me siento perfectamente.

Siempre que me acuerdo, las lagrimas aparecen y mi eterno agradecimiento a Dios y a esos Ángeles divinos.

Continuando con el rastreo, los siguientes pares son:

ESPALDA BAJA

Flanco-2 (B) Yersinia intestinalis, problemas digestivos, diarrea con dolor.

Iliaco-2 (E) Elena, disfunción del tuvo digestivo, mala digestión, obesidad, varices. Este par, como ya lo vimos anteriormente, está dentro de las interferencias, sin embargo, puede no haberlas y aparecer en el rastreo.

Cuando hay obesidad y sale este par, lo más probable es el apoyo de una buena nutrición, acompañada de ejercicio, que ayude a tener eliminación de toxinas a través de los órganos correspondientes, como; vejiga, colon, pulmones, piel, y así tener una mejor asimilación de nutrientes, que ayudará a una mejor circulación.

Cadera-2 (B) Clamydia Pneumaniae, trastornos pulmonares, simula neumonía, en algunos casos puede haber sangrado vaginal, flujo, principal causa de cáncer cervicouterino.

Nervio Ciático-2 (V) poliomielitis, alteraciones nerviosas, parálisis, dislexia muscular, dolor de ciática. Impactas imanes – del lado der. + del lado izquierdo, si no se quita, – + lado izquierdo, + – lado derecho.

Este nervio es bilateral, impacta los imanes donde sientas el dolor.

Es muy común, que a lo largo de tu vida sufras o conozcas alguna persona con dolor de ciática, es un dolor muy molesto, que muchas veces no te deja hacer tus actividades diarias y en otras ocasiones ni siquiera puedes caminar.

En estos casos puedes recurrir a varias técnicas, estas pueden ser de masaje, de dijito presión, holograma, etc.

Puedes impactar imanes, y en el momento de la espera, descubrir el pie, del lado del dolor, dar un masaje de reflexologia, haciendo énfasis en lo puntos correspondientes al dolor. Si éste no cede, ahí mismo, en el pie, inicia la terapia de holograma o su jok, debes de ser muy preciso para localizar el punto magno, y aunque es doloroso para el paciente, es bastante efectiva, y las probabilidades de que le vuelva son muy raras.

Rama isquiática-2 (B) estreptococo c. <u>problemas respiratorios.</u>

Isquion-2 (P) Onchocerca volvulus, Oncocercosis, problemas en piel y ojos, que podría ocasionar ceguera. (Lo provoca comer frutas y verduras de aguas contaminadas)

Glúteo-2 (P) parásitos intestinales, dolor de cabeza, fiebre, tos, dolores musculares y articulares.

Glúteo-píloro (B) Veillonela, problemas digestivos, como diarrea, vomito.

Cóccix-2 (V) Rota virus, se han identificado 7 tipos, y pertenece a la familia de Reoviridae. Es la principal causa de enfermedad diarreica y deshidratación en niños menores de dos años.

Sacro-2 (B) Proteus mirabilis, infertilidad, problemas musculares y de articulaciones en miembros inferiores. Esta bacteria se encuentra en otros pares de biomagnetismo, por lo tanto, siempre hay que revisarlos en un rastreo. Estos pares son; mediastino-2, cápsula renal-2, costal-2 y empeine-2.

Recto-2 (B) Pseudomona auroginosa, hemorroides.

Ano-2 (V) Papiloma h., verrugas genitales.

Figura pares de espalda;

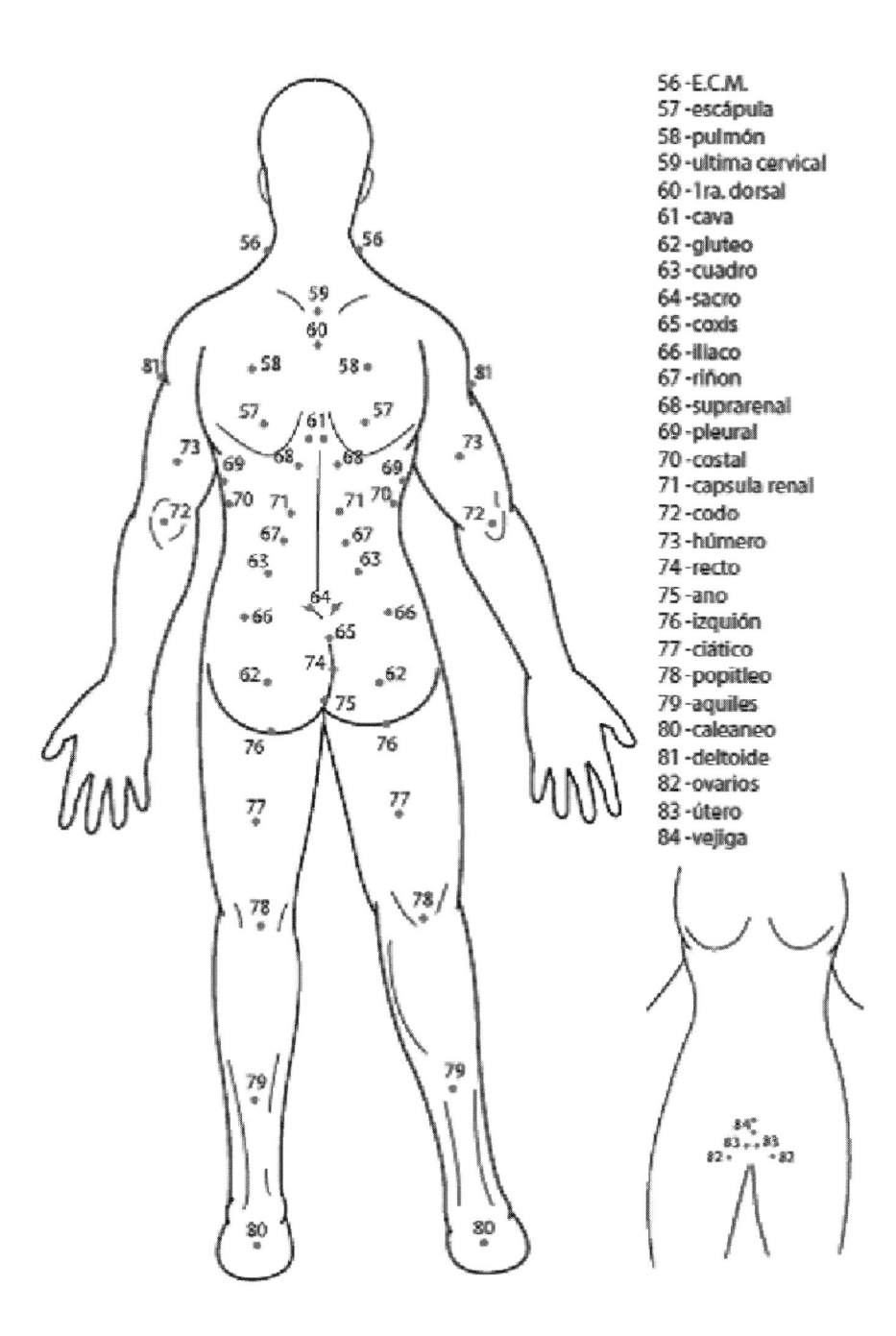

56 - E.C.M.
57 - escápula
58 - pulmón
59 - ultima cervical
60 - 1ra. dorsal
61 - cava
62 - gluteo
63 - cuadro
64 - sacro
65 - coxis
66 - iliaco
67 - riñon
68 - suprarenal
69 - pleural
70 - costal
71 - capsula renal
72 - codo
73 - húmero
74 - recto
75 - ano
76 - izquión
77 - ciático
78 - popitleo
79 - aquiles
80 - caleaneo
81 - deltoide
82 - ovarios
83 - útero
84 - vejiga

Muchas veces, caminamos encorvados, con los hombros caídos, al dormir adaptamos malas posturas como, la cabeza demasiado doblada, que va lastimando la parte baja de la espalda, o al revés, la parte baja hace que duela el cuello o la zona de la nuca. Siempre al hacer una terapia, es necesario revisar bien, pares de biomagnetismo, en cráneo y columna vertebral, hasta el hueso sacro, ya que el desequilibrio de uno repercute en el otro. En este caso impactar, cervical-sacro.

PARES DE TORAX

Supraespinoso-2 (B) Mycrobacterium tuberculosis, provoca abscesos en el cuerpo, bolitas en los hombros, es factor de cáncer, afecta a todos los sistemas del cuerpo, revisar escápula-2.

Subclavia-2 (B) bacilo difteria, problemas respiratorios, como; tos crónica, gripa, flemas, retención de líquidos, diarrea.

Mango-mango (V) Coxsackie o echovirus 9, problemas respiratorios. Síntomas, meningitis aséptica, encefalitis, síndrome pie, mano, boca.

1era. Costilla-2 (H) Trycophito, micosis, hongos en la uñas, tiña. Está sostenido por Carina-2.

Timo-recto (V) VIH sida, impactar con índice-2, ya que se puede confundir con, rubéola, hepatitis B, aftosa y rabia.

Timo-parietal (V) Problemas psicológicos, rubéola, dolor de cabeza, cataratas, malestar general.

Pericardio-2 (B) Estafilococo Aureus, pericarditis, arritmia, taquicardia, cardiomegalia. (Trastornos cardiovasculares)

Coronaria-pulmón (B) Estreptococo alfa, infarto, arritmia. (Se puede impactar para cáncer de mama

Seno auricular ventricular.-riñón (E) Ana Lucia, taquicardia problemas cardiacos.

Carina-2 (V) Aftosa, problemas respiratorios, inflama zona cardiaca, fiebre aftosa, disfunción cardiaca.

Diafragma-2 (H) Cándida Albicans, algodoncillo, candidiasis oral y vaginal.
　　Este hongo es muy persistente, provoca muchas molestias, como dolor e inflamación en la zona del diafragma, sobre todo cuando tratamos de hacer

EL BIOMAGNETISMO PUEDE CURAR TODOS TUS MALES, APRENDE COMO HACERLO.

alguna respiración profunda, ya que muchas veces se involucra en problemas respiratorios.

Condral-2 (H) pneumosystitis carini, bronquitis, catarro, fiebre, tos crónica, micosis, flemas. Problemas respiratorios.

Estos dos hongos, el de Diafragma y el de Condral, generalmente están sostenidos por el virus de aftosa, en el par Carina.

Por lo que es muy importante revisar e impactarlo, de lo contrario, el paciente, solo sentirá mejoría, pero volverá a recaer.

Cuando a un paciente se le atiende por problemas respiratorios, Es muy importante comentarle, que es necesario que siga la continuidad del las terapias, hasta que el cuerpo no reporte ningún par respiratorio, ya que hay virus que sostienen la supervivencia de algunos hongos, provocando tos con flemas y que si no se combaten, la enfermedad está latente, lista para salir al primer enfriamiento o descuido.

Mediastino-2 (B) Proteus mirabilis, problemas respiratorios, afecta, laringe, bronquios, pericardio, pleura. Es necesario revisar los otros pares donde se encuentra esta misma bacteria; sacro-2, costal-2, cápsula renal-2 y tarso-2.

En el caso de que sólo se impactaran uno o dos pares, corremos el riesgo de que la bacteria se refugie en los otros órganos, y desde ahí volver a causar problemas.

Traquea-2 (V) Influenza, catarro, tos, algún tipo de alergias. Problemas respiratorios.

Cuando el paciente tiene algún problema respiratorio, y le salen varios pares de tórax, es probable que con un par, como; mediastino o traquea, cubra los demás, incluso de cuello, ya que el campo magnético, que se formó hace resonancia con los demás órganos.

Esto lo puedes verificar al revisar otra vez, los pares de tórax, una vez que ya pusiste imanes.

Si al preguntar al cuerpo, ya sea con la técnica de las manos o con los pies del paciente, estos permanecen sin desplazarse, no se acorta ningún pie o dedo de la mano, (del terapeuta) la terapia está correcta.

Esófago-2 (P) Fasciolapsis burski, problemas digestivos, cardiacos, de traquea.

Esófago-vejiga (H) histoplasma capsulatum, micosis en pulmón, problemas pulmonares y urinarios, atrofia el bazo.

Esófago-piloro (B) clostridium perfingers, problemas digestivos.

Esternon-suprarrenales (E) Lucio, poliglubina. (exeso de globulos rojos)

Cardias-suprarrenales(B) estreptococo, problemas gastrointestinales, como reflujo, simula hernia hiatal, problemas en esófago, fiebre reumática. Revisar Cardias-timo, ya que provoca inflamación cardiaca, puede ser grave. Problemas respiratorios.

Hiato-esófago (B) enterobacter neumanae, hernia hiatal, neumonía.

Problemas pulmonares con manifestación de gripe o influenza dolor al costado de tórax. Bacteria

Hiato-testículo der.,o vagina (B) helicobacter pílori, problemas digestivo, reflujo, ulcera gástrica.

Al principio gastritis severa, luego úlcera gástrica, altera la producción de espermas en el testículo, mala digestión, hernias diafragmáticas, hiperacidez.

Diafragma-riñón (B) brucella abortus, problemas en el embarazo.

Bazo-hígado (B) brucella meditenses, fiebres intermitente, fiebre de malta.

Axila-2 (V) rabia, problemas respiratorios, gripas que no se quitan, alergia, irritabilidad.

Infraaxilar-2(V) pleuritis, dolor en la pleura, sobre todo en inflamación por traumatismo.

Pleura-2 (V) pleuritis, problemas respiratorios, simula neumonía, bronquios y fiebre.

Pleura-izq.-2 o pleura der. -2(B) pseudo mona aureogenosa si se asocia con proteus mirabilis (mediastino) simula VIH, es muy agresiva, tiene manifestaciones respiratorias, urinarias y osteo-articulares.

Pleura der.-hígado (V) hepatitis b, principal causa de la gota, cansancio crónico.

Supra-hepático-2 (B) clostridium malignum, problemas hepáticos, afecta pulmón, produciendo disfunción y hemorragia, si se asocia con otra bacteria, puede producir metástasis.

Costal-2 (B) proteus mirabilis, problemas respiratorios, produce gota, pleura pulmonar diafragmática. (Revisar mediastino, cápsula renal, sacro y tarso.)

Costo diafragmático izq.-2 (P) tripanosoma cruzi, problemas respiratorios, inflamación de la cavidad pericárdica, fiebres convulsivas.

Costo hepático-2 (B) borrelia, produce insuficiencia en los órganos afectados, hígado, pulmón, riñón.

Para hacer mas corto el rastreo, tú irás ideando tú propia técnica, una de ellas es; ir preguntando por partes, por ejemplo: ¿Tienes pares en cara? ¿Tienes pares en abdomen? Y así hasta terminar con todas las divisiones. En los que te sale que si, puedes decir; solo dame los pares mas importantes, para que su salud mejore.

PARES DE ABDOMEN

Estomago-2 (D) problemas digestivos por comer o beber en exceso, inflamación de la mucosa intestinal, cólicos estomacales y menstruales, mala digestión, eructos.

Estomago-suprarrenales (V) sarampión, en los niños es pasajero, en
los adultos e puede presentar con sangrado en el tuvo digestivo, puede dar ulceras, altera glucosa.

Estomago-piloro (B) clostridium perfinges, infecciones internas por heridas, o postoperatorias, intoxicación alimenticia, acidez extrema, inflamación.

Piloro-2 (D) problemas digestivos. Controla el paso de los alimentos al intestino.

Piloro-riñón (P) amibiasis intestinal (se agota el potasio)

Como todos sabemos, la mayoría de las enfermedades nacen en el estomago, muchas veces padecemos de dolor de cabeza, mareos, insomnio, y a lo primero que recurrimos es al medicamento, tenemos una infinidad de información a este respecto ya que la publicidad es continua es un verdadero bombardeo de marcas, ofreciéndote curas milagrosas.

Un estomago sobresaturado, es como un closet repleto, en el que guardamos zapatos, ropa, cobijas, libros, etc. y que cuando necesitamos algo, no lo encontramos o lo que esta arriba se viene abajo, en el estomago pasa lo mismo, muchas veces no se le da el tiempo necesario para que se lleve a cabo la digestión, cuando ya estamos ingiriendo nuevos alimentos, la persona tiene sobrepeso, estrés, no practica ningún deporte, no toma suficiente agua, empieza a tener todo este tipo de malestares, hay acumulación de toxinas que al no haber buenas eliminaciones, éstas se instalan en diferentes partes del cuerpo, incluyendo la cabeza.

Un buen apoyo en la terapia de imanes, es el **ayuno**, creánlo, es lo mejor para comenzar a desintoxicar el organismo, es como, cuando eliges un día para limpiar y ordenar el closet, un día exclusivo, solo para él, sólo lo que necesitas, no mas cháchars, no mas ropa que nunca te vas a poner, no mas desorden.

Un ayuno, es escoger un día, en el que no tienes que hacer trabajos pesados, que requieran de desgaste físico o emocional que te vayan a provocar hambre, ya que consiste, en solo tomar líquidos, puede ser que tomes solo agua, o bien puedes alternar con jugos de alguna fruta, es muy importante que sean naturales, ya que éstos van a desintoxicar, recuerda, si padeces de gastritis, como agruras, reflujo o algunos otros, no tomes jugos que te vayan a alterar mas estos malestares, como podrían ser la naranja, jitomate o los que el medico te haya prohibido.

Tomar el agua de coco, si es tierno mejor, es excelente, te revitaliza. Muchas veces pensamos, no voy aguantar, o a mi edad no puedo tener este tipo de ayuno;

Esto solamente es mental, el cuerpo esta programado, para que cada determinado tiempo se le haga este tipo de limpiezas. Un ayuno para la salud es desintoxicante, depurativo, curativo y preventivo, desde el punto de vista espiritual, te ayuda a ser mejor ser humano, ya que al aligerar tu estomago, tu cerebro también eliminará toxinas y tu mente estará mas tranquila, sin estrés, sin apegos, buscarás nuevos caminos, nuevas amistades, lecturas y disciplinas en las que te sientas saludable y feliz.

Otra forma de iniciar una depuración del organismo, son las monodietas;

Estas consisten en comer un solo tipo de fruta durante el día, puede ser papaya, melón, sandia, durazno, la que mas te guste o bien caldos de verduras. Recuerda, lo más difícil es empezar.

Una vez que estas en el día de ayuno, puedes hacerte un rastreo y ponerte los imanes, esto va a ser un beneficio completo, ya que los imanes eliminarán y bloquearán actividad microbiana, te sentirás mas ligera y tus sentidos estarán mas lúcidos. Los ayunos los puedes hacer cada 8 días, cada 15 o cada mes, según como te sientas.

Es muy importante saber, que si tienes alguna enfermedad crónica degenerativa, como diabetes, cáncer, hipertensión, etc. debes estar bajo un control medico y es de mucha ayuda aprender a incorporar este tipo de disciplinas alimenticias, junto con la terapia de imanes, ya que mejorarán mucho tu salud.

Al terminar el ayuno, debes comer alimentos ligeros, caldo de verduras, vegetales no muy cocidos, frutas.

Piloro-hígado (P) enterobius vermiculares, oxiuros, provocan distensión abdominal, mareos, dolor de cabeza, de hígado, calambres.

Piloro-Uretero (H) micelio intestinalis, problemas digestivos; es altamente patógeno, si se combina con algún Rota virus, muy común en niños, diarrea aguda.

Conducto Vesicular-riñón der. (B) espiroqueta, diabetes falsa.

Vesícula- riñón der. (V) catarro común.

(Si en el rastreo salen estos dos pares, conducto vesicular y vesícula, es muy probable que con un par que impactes, cubra los dos, puedes verificar, después de haber impactado alguno de ellos.)

Vesícula-2 (E) Prada, es un reservorio universal y provoca problemas vesiculares, como inflamación, dolor fuerte en toda la zona hepática que puede extenderse hasta el riñón.

Bazo-2 (B) Yersinia pestis, problemas respiratorios.

Bazo-hígado (B) brucella, brucelosis o fiebre de malta, problemas respiratorios. Esta bacteria se transmite en los humanos a través de leche contaminada o no pasteurizada.

Bazo-duodeno (V) leucemia verdadera, fatiga, decaimiento, falta de apetito, perdida de peso, fiebres por varios días, sangrados de encías y nariz. *(El Biomagnetismo, la tiene como de origen viral, aunque mas bien su procedencia es desconocida, hasta ahora, también parece ser una disfunción genética.)*

Ligamento hepático-riñón derecho (V) adenovirus, altera el hígado, fiebre, distensión de abdomen, inflamación ganglionar y glandular, falso VIH.

Hígado-2 (V) hepatitis C., Es tóxica, se da por ingestión de grasas amarillas y aceites crudos como margarina, manteca vegetal o por algunos tipos de medicinas alopáticas.

Hígado-riñón izq. (P) ameba, absceso hepático, falta de potasio, calambres.

Hígado-riñón der. (V) virus de hepatitis B y C, cirrosis hepática, piquetes en el hígado, inflamación abdominal. (Principalmente provocada por alcoholismo)

Es muy común que en un paciente con abdomen bastante prominente, en el que aparte de obesidad, tiene inflamación, aparezcan varios pares, como podrían ser; estomago-2, bazo-2, bazo-hígado, páncreas-2, hígado-piloro, hígado-2, vesícula-riñón, u otros.

En este caso es válido buscar pares de "tres", cuatro y hasta cinco, puedes probar, por ejemplo, pones imán (-) en estómago, se acorta la pierna derecha, ahora, pones imán (+) en hígado y cierra, si lo pones en páncreas, cierra, en vesícula, cierra; esto quiere decir, que podrás impactar un negativo y dos o tres positivos, de esta forma todos los pares que te salieron en el rastreo, de abdomen, estarán cubiertos.

O bien, puedes poner el imán negativo en estómago o hígado, vesícula, etc., e ir poniendo un positivo en cada órgano de los que te salieron y notaras que con todos cierra, por lo tanto, no será necesario poner todos los pares, con uno que pongas, cubrirá el campo de resonancia magnética de los demás.

La idea es, que si hay resonancia con un negativo y dos o más positivos, o con un par, el paciente no tenga tantos imanes, más que nada por el peso, ya que generalmente una persona con este tipo de problemas, tiene agotamiento y luce cansado.

También podría ser que preguntes, cual de todos los pares que aparecen en una zona, son el líder, y de esa forma solo se impacta dicho par.

Hay personas, sobre todo de la tercera edad, que si no les pones muchos imanes, piensan que no estas haciendo bien tu trabajo, y ya de antemano se están predisponiendo a sentirse mal. Es como un equivalente al efecto placebo, trata de complacerlos, puedes poner imanes negativos en rodillas, si es que no te salieron en el rastreo, usa imanes pequeños y ponlos en parietal, temporal, occipital, etc. zonas que tú pienses, tienen un deterioro, aunque en el rastreo no salgan. Y esto sucede porque, en este momento, el cuerpo solo está reportando los más importantes para que recupere su salud.

Recuerda que la fe que ellos tienen en la terapia de imanes, será la que mueva la energía y atraiga la salud.

Los siguientes pares son para los diferentes tipos de hepatitis, para no estar preguntando por cada uno de ellos, es mejor, desde este punto del rastreo, preguntar si tiene algún tipo de hepatitis, si la respuesta es afirmativa, entonces los nombras uno a uno, en caso contrario, te brincas todos estos pares y continuas con el rastreo.

Hígado- colon descendente o viceversa, (V) picornavirus hepatitis A, se contrae, principalmente por falta de higiene, en niños desde preescolar, es un virus muy resistente.

Hígado- pleura (V) hepatitis B, inflamación y daño al hígado, es contagiosa

Hígado-2 (V) hepatitis C, intoxicación por medicinas, aceites crudos, grasas trans, metales.

Hígado-duodeno (vic.) hepatitis D, altera los sangrados y factores de coagulación.

Hígado-escápula (V) hepatitis E

Cola de páncreas- hígado (vic) (B) chlostrydium botulinum, hepatitis H, botulismo, dificultad para caminar, para respirar, visión borrosa, problemas psico motores, ya que afecta al sistema nervioso central. Es producida por algún alimento mal enlatado, embotellado, encurtido, lácteo, etc.

Si ya estas decidido a llevar una vida sana, a no depender constantemente de los medicamentos, empieza a practicar la técnica de un auto rastreo, percibe la actividad de los imanes, una vez que ya te impactaste y estas en reposo.

El siguiente paso que tienes que dar, es modificar tu alimentación, que comes, con quien comes, y como comes.

Muchas veces no nos damos cuenta, pero estar acompañado a la hora de comer, por personas deprimentes, negativas, que acostumbran estar hablando palabras altisonantes, alteran la digestión, modifican la estructura molecular de los alimentos, y te hará sentirte cansado, de mal humor, estresado, con insomnio, etc. ya que el cerebro es el primero en detectar, lo que está alterando al organismo.

Si a todo este cuadro, le sumamos, grasa, refrescos, irritantes, etc. así, como el comer rápido, estar hablando al tiempo que comemos y sobre todo falta de higiene, nos llevará al camino más rápido, la auto medicación, ya que tarde o temprano estos malos hábitos, serán la causa de problemas de salud

Como ya lo mencioné antes, todas las enfermedades, o casi todas nacen en el estomago. Si te cuesta mucho trabajo, desintoxicar tu organismo con un ayuno o alguna monodieta, empieza por quitarte las grasas y refrescos, incrementa las frutas, acompaña siempre tus alimentos con una buena porción de vegetales o ensaladas.

Lo más difícil, como en todo es empezar, el gusto y el sabor de estos nuevos alimentos a tu dieta, se irán desarrollando poco a poco, de tal forma que ir al mercado o al súper, será un placer dirigirte al área de frutas y verduras.

Sobre todo que el cambio ya es evidente, tu piel tiene más luminosidad, te sientes mas ligerito, duermes mejor, te alteras menos, tus sentidos están mas lúcidos, etc. etc.

Muchas veces, nos encontramos con personas que jamás se han detenido a pensar, si los alimentos que comen a diario, son saludables o no, para su organismo, ya que son personas que casi nunca se enferman.
Tienen sobre peso, bastante considerable, toman vino, refrescos, grasa, etc. y su orgullo es, que son personas muy sanas, y que hacen caso omiso ante cualquier sugerencia de mejorar su alimentación.

Existe otro tipo de personas que siempre se están "cuidando" no quieren estar gordas, por lo tanto, todo lo que comen es "light" no les gusta hacer ejercicio, ya que dicen tener mucho trabajo. Pasan los años, y ante cualquier malestar, se auto medican, dicen, es algo pasajero.

Al cuerpo no se le engaña, su genética es saludable, pero el estrés y los excesos a que ha sido sometido, han ido mermando su potencial.

Es el estado perfecto de <u>mesotrofia,</u> son personas peligrosamente sanas, propensas a enfermarse o a morir en cualquier momento.

Todos lo pares de abdomen, que es en los que estamos, serán un gran apoyo, y notarás que cada vez van a ser menos, los que salgan en tu rastreo. Obviamente te vas a sentir mejor de salud.

Esta disciplina o costumbre alimenticia que integres a tu vida, será de gran ayuda y conforme vayas aprendiendo mas, de como mantener tu cuerpo sano, te darás cuenta de todas las enfermedades que no permitiste que llegaran a tu vida.

Algo muy importante, y que tal vez nunca te llegues a dar cuenta, es el bloqueo y eliminación de microorganismos, que hacen los imanes en una terapia, muchos a nivel intracelular, con planes de intervenir en los órganos mas importantes que deterioran tu calidad de vida, o que te impidan seguir con tus actividades diarias, como serían; artritis, infarto cerebral, problemas cardiacos, cáncer, etc. etc.

Conducto de páncreas-riñón izquierdo (B) Espiroqueta, diabetes falsa, altera glucosa.

En el biomagnetismo, existen las enfermedades falsas, que en un momento dado los análisis de laboratorio, las detectó como existentes o positivas.

En este caso la bacteria, espiroqueta, altera la glucosa y los resultados del estudio será, diabetes.

Páncreas-2 (E) Ramses, problemas digestivos.

Páncreas-suprarrenales (B) estafilococo dorado, problemas digestivos, reflujo en niños, en adultos es causante de cáncer.

Peri-hepático-2 (B) morganella tifo, trastornos digestivos, anorexia, tifoidea.

Páncreas-bazo (V) papovavirida, verruga común, diarrea, (lo produce la carne contaminada)

Epiplón-2 (B) estafilococos albus, acne.

Duodeno-2 (D) colitis nerviosa, colon irritable.

Duodeno-riñón (B) Clamydia trachomatis, problemas oculares.

ABDOMEN BAJO

Colon ascendente-riñón der. (B) klepsiella neumanae, problemas respiratorios, neumonía.

Colon ascendente-colon descendente (V) zoster, Herpes 1,
(Se impacta negativo lado derecho abdomen bajo y positivo lado izquierdo)

Colon transverso-2 (D) problemas digestivos.
(Abajo del ombligo)

Colon transverso-vejiga (B) vibrio cholerae, dolor de cabeza, cólera, diarrea, dolor fuerte de estomago.

Colon descendente-2 (B) enterobacter cloacae, trastornos digestivos, flujo vaginal.

Colon descendente-recto (E) Olazo, problemas digestivos,

Colon descendente-riñón izq. (B) pasteurella, problemas digestivos.

Vejiga-2 (B) estreptococo G. problemas renales.
(Abajo de colon transverso)

Uretero-2 (V) varicela, problemas cutáneos en niños, en la mujer puede ser causa de infertilidad.

Ciego-2 (P) tricomonas, uretritis.

Contra ciego-2 (B) bordatella, problemas digestivos, diarrea, en la mujer puede haber flujo vaginal. Muchas veces el paciente, trae dolor de rodilla o tobillo, también puede presentar molestia en los dos. Si le sale este par, es conveniente revisar cabeza de fémur-2, ya que juntos provocan este malestar.

Un tip para quitar dolor, es poner imán negativo, (no olvides, el lado que
marca la polaridad, es el queda en contacto con el cuerpo) donde está el dolor y positivo en riñón. Recuerda que siempre el imán que completa el par biomagnetico, irá, del lado izquierdo, cuando son órganos bi-laterales. Excepto que no cierre, entonces, se prueba con riñón derecho.

Apéndice-timo (E) Ángeles, sistema inmunológico, mejora la producción de glóbulos blancos y bajas defensas.

Apéndice-lengua (V) viruela.

Apéndice-pleura (B) estafilococo aurus, problemas respiratorios.

Válvula ileocecal-riñón der. (P) tricomonas, problemas vaginales y digestivos, uretritis.

Útero-2 (E) Roberta, embarazo falso, infección en útero.

Trompa de Falopio-2 (V) parvo virus, infertilidad, irritabilidad.

Útero- Ovario (E) Duran Embarazo.

Trompa de Falopio-ovario (E) Paty, embarazo.

Es muy importante recordarles que a una persona embarazada, no se le puede poner imanes, sin embargo si se le puede tratar por infertilidad o embarazo falso, una vez que la medicina alópata ya lo aseguró así.

Una persona embarazada puede ser tratada por medio de una transferencia o con bio energía, pero será alternativamente con un medico ginecólogo, que es el que puede realmente revisar y palpar al bebé.

El par biomagnetico será un apoyo virtual, que ayudará, en momentos de desaliento y duda de la paciente.

Lo mismo puede suceder con las personas que traigan un marcapaso, prótesis o grapas de acero, en alguna parte del cuerpo.

Ovario-2 (D) disfunción de ovarios, alteraciones en el periodo menstrual, cólicos, ovarios poliquisticos, dismenorreas, amenorreas, también puede presentarse endometriosis.

Sigmoides-recto (V) problemas digestivos. Puede haber flujo rectal, diarrea con moco. (El negativo irá en el abdomen bajo, del lado izquierdo cerca de la ingle y el positivo en el recto)

Testículo (vagina)-2 (B) Yersinia pestis, problemas respiratorios.

Próstata-próstata (D) Es una disfunción glandular y generalmente aparece con la edad. Puede presentarse como inflamación prostática, problemas al orinar, problemas de erección. (Se impacta debajo de los testículos, negativo del lado derecho y positivo del lado izquierdo, excepto si el cuerpo, al hacer el rastreo lo pide de otra forma)

Próstata (vagina)-recto (V) papiloma h., verrugas genitales.

Clítoris-clitoris. (B) espiroqueta, problemas ováricos. (muy inusual)

El biomagnetismo tiene pares para bajar de peso, pero desde mi punto de vista, cada caso es particular, sin embargo existen pares básicos, con algunas variantes como por ejemplo; ombligo, suprarrenales, empeine, cava, sacro, deltoides, escápula.

Siempre que una persona está interesada en bajar de peso, es necesario hacerle el rastreo completo, ya que si es la primera vez que se presenta a una terapia de imanes, puede traer problemas emocionales importantes.

Después solicitar al cuerpo, los pares exclusivos para bajar de peso. Preguntarle, si ya cuenta con un régimen alimenticio adecuado. De lo contrario sugerirle, los alimentos que debe de eliminar y cuales los que debe incorporar a su dieta. Recuerden mucha agua, ejercicio, indispensable, bajarle a los carbohidratos, grasas, etc.

Muchas veces el paciente dice;

Si yo casi no como pan, tortillas, si acaso unas dos o tres, refrescos, uno al día.

Entonces, tendrá que eliminar estos alimentos, ya que ahí puede radicar el problema, como lo mencioné anteriormente, alimentos ácido-reactivos, que el organismo no procesa, ya que no hay buenas eliminaciones, el cuerpo retiene agua, y lo más probable es que tenga órganos inflamados, por la acumulación de tóxicos.

Figura pares tórax, abdomen.

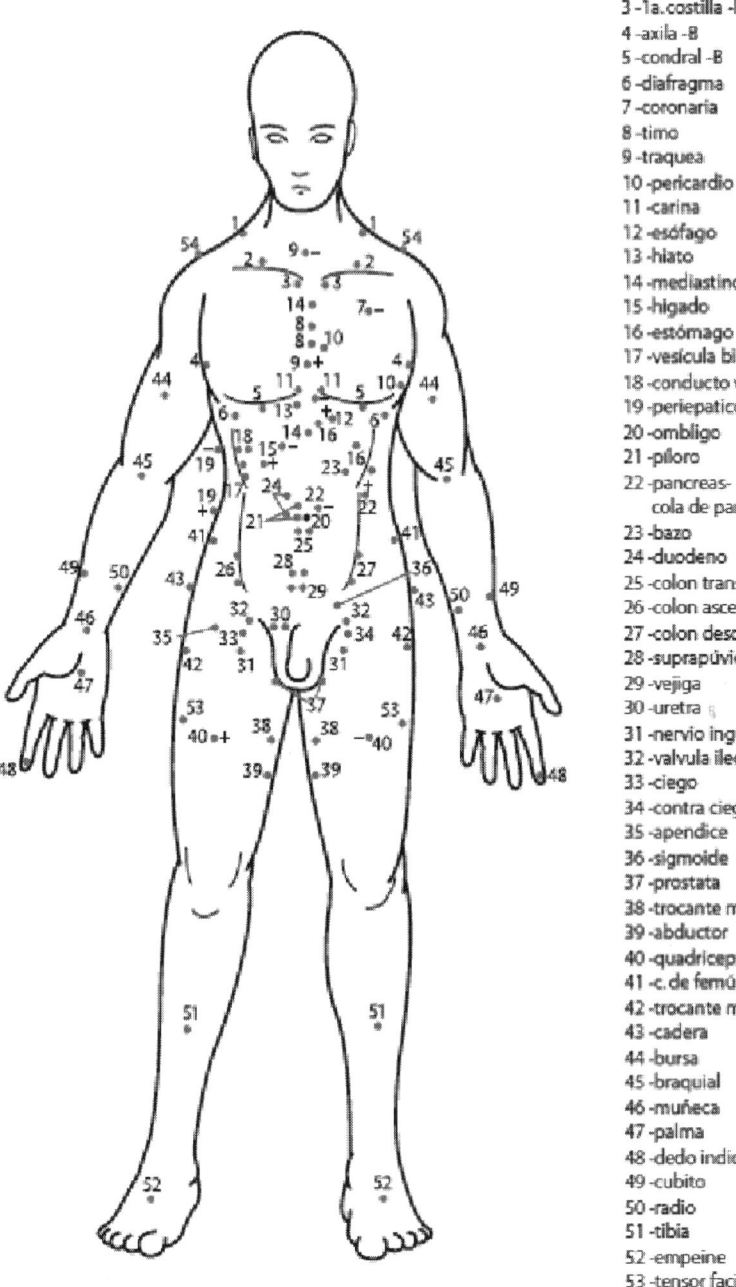

1 -supra espinoso -B
2 -subclavia -B
3 -1a. costilla -B
4 -axila -B
5 -condral -B
6 -diafragma
7 -coronaria
8 -timo
9 -traquea
10 -pericardio
11 -carina
12 -esófago
13 -hiato
14 -mediastino
15 -hígado
16 -estómago
17 -vesícula biliar
18 -conducto v.
19 -periepatico
20 -ombligo
21 -piloro
22 -pancreas-
    cola de pancreas
23 -bazo
24 -duodeno
25 -colon transverso
26 -colon ascendente
27 -colon descendente
28 -suprapúvico
29 -vejiga
30 -uretra
31 -nervio inguinal
32 -valvula ileocecal
33 -ciego
34 -contra ciego
35 -apendice
36 -sigmoide
37 -prostata
38 -trocante menor
39 -abductor
40 -quadriceps
41 -c. de femúr
42 -trocante mayor
43 -cadera
44 -bursa
45 -braquial
46 -muñeca
47 -palma
48 -dedo indice
49 -cubito
50 -radio
51 -tibia
52 -empeine
53 -tensor facialata
54 -acromion

EXTREMIDADES SUPERIORES

Deltoides medio-2 (B) teponema palidium, se confunde con falsa artritis, reumatismo articular falso, hay dolores dorso-lumbares (da por transmisión vaginal o uretral). Se impacta en la parte externa del brazo, si presionas a unos 8 o 10 cm. Abajo del hombro, notaras un punto doloroso ahí pones el imán.

Deltoides-riñón der. (P) lesmania, problemas cutáneos. También puede haber dolor en articulaciones.

Bursa-2 (B) actinomices, tumorales, dolor e inflamación en miembros superiores.
(Se impacta en la parte interna del brazo, a la altura del deltoides)

Humero-2 (B) enterobacter neumanae, problemas respiratorios, dolor intenso en hombros y brazos. (Se localiza entre el hombro y el codo.)

Braquial-2 (B) estreptococo alfa, se manifiesta con problemas en piel, y si se combina con el estreptococo G vejiga-vejiga nos da Soriasis. (Este punto lo encuentras en el lado opuesto al codo, en el doblez del brazo)

Codo-2 (E) Castañeda, trastornos visuales, miopía.
Muchas veces, el paciente trae dolor fuerte en codo o en hombro, si ya impactaste humero-2, y no se quita, impacta directamente en estas zonas, negativo del lado derecho y positivo lado izquierdo, o bien positivo en riñón. También usa la terapia de Su-jok, o Reflexologia.

Codo-alquiles der. Cura alcoholismo.

Radio-2 (H) microsporum, cutaneo, tinea, problemas respiratorios.
(Este punto se encuentra en la parte interior del antebrazo.)

Cubito-2 (V) herpes III, afecta las mucosas internas.
Se manifiesta internamente, afecta las mucosas internas como nariz oído y ojos, infección inflamatoria aguda en la parte del sistema nervioso central. Dolor y ampollas sobre la piel que cubre el trayecto del nervio afectado.
(Este punto se impacta en la parte externa del antebrazo, casi a la altura de Radio.)

Muñeca-2 (B) Rickettsia, alzhaimer, si se combina con Calcáneo-2.

Dedo índice-2 (B) escherichea colli, hongos, micosis, inflamacion en vias urinarias; micciones frecuentes y dolorosas. (Se impacta sobre las yemas de los dedos.)

Palma-2 (P) plaxmodium vivax, paludismo, escalofrios. (revisar pomulo- rinon).
Quita el estres.

EXTREMIDADES INFERIORES

Trocante mayor-2 (B) salmonella tifo, dolor de espalda, (dorso-lumbar), trastornos digestivos, diarrea y vómito.

Nervio inguinal-2 (V) VIH.3 dolores de espalda y cadera.
(Se impacta sobre las ingles)
Puede ser que en el rastreo te salga este par, y que tengas dolor de espalda y de cadera, pero eso no quiere decir que tengas sida, al menos que ya te hiciste estudios, y saliste positivo.

Sin embargo, muchas veces el bio-magnetismo lo detecta como falso, ya que el cuerpo no lo registra así. Lo más conveniente es, seguir con el tratamiento alópata y alternar con el bio-magnetismo. Asumir una actitud responsable y fuerte, ante una situación que podría ser verdadera, es la mejor medicina, preocuparse, no tiene caso, no resuelve nada, sufrir, tal vez sea necesario, para sacar la pena, la impresión que te causó la noticia, pero la vida esta en ti, de alguna manera venimos a enfrentarnos a sus retos, a luchar si es necesario, llora, grita, patalea, y ya.

A partir de ahora, ¡da la cara!, sonríe, y busca el menú de posibilidades que te da la vida, porque a fin de cuentas nadie sabe cuando será el último día que estaremos aquí, en la tierra.

Nervio inguinal der.- articulaciones, reumatismo monoarticular, hombro congelado, Inflamado.

Nervio inguinal- hígado, o viceversa (V) Roseola, problemas en la piel, como erupción cutánea, inflamación de ganglios de cuello, es una enfermedad infantil. (Herpes V1)

Pudendo-2 (V) parotiditis, paperas, afecta testículos y vejiga, puede provocar infertilidad, fatiga, hipertensión.
Con este par, siempre se debe impactar Parotida-2. Lo puedes impactar arribita de las ingles.

Recuerda que cuando estas dando una terapia de biomagnetismo, estas moviendo energía y tu cerebro esta totalmente involucrado en lo que estas haciendo y, entiende perfectamente cuando tú dices; por ejemplo colon descendente y, tienes duda donde se encuentra éste exactamente, sabes que está del lado izquierdo, abdomen bajo; tu coloca el imán y tu cerebro en combinación con el del paciente darán por hecho lo que tu quieres hacer y la pierna cerrará o abrirá, dependiendo de lo que estés haciendo. Por supuesto que esto no funciona, si impactas corazón en el empeine, por mencionar algún ejemplo.

Tensor facialata-2 (B) Gardinerela vaginalis, problemas vaginales, como flujo, puede desencadenar cáncer, en hombres uretritis, se transmite por contacto sexual o baños. (Se impacta en los huesos que tenemos enfrente, a un lado y otro del ombligo, dicen que ahí se cargaban las pistolas)

Trocante menor-2 (V) VIH. 4, falso. Dolor entre piernas y miembros inferiores, contagio en baños.

Abductor-2 (V) VIH.2, trastornos digestivos, inflamación de abdomen, comezón en ingles, trastornos de uretra, vagina, flujo, sangrado rectal, micosis.

Quadriceps-2 (E) Magda, dolor de cintura, cadera, pelvis, simula reumatismo. (Es una intoxicación por ingesta de verduras con insecticidas)

Cabeza de fémur-2 (H) micosis, se debe impactar, o bien revisar, los siguientes pares, Tríceps-2 (se localiza entre el hombro y el codo, en la parte posterior del brazo) mano-vejiga, fémur-2, primer Ortegón-2 (dedo gordo del pie)

Poplíteo-2 (B) neumococo, problemas respiratorios, neumonía, malestar general.
(Se impacta atrás de las rodillas)

Tibia-2 (H) malassezia fur-fur, coloración rojiza en la piel, simula escarlatina o soriasis, manchas en la piel, alopecia. (Colocar este par unos 8 cm. debajo de la rodilla)

Calcáneo-2 (B) Rickettsia, debilidad muscular en articulaciones, dolor de miembros inferiores. Alzhaimer si se combina con muñeca-2, (revisar arco de pie-2)
(Arriba del talón)

Arco de pie-2 (V) Ebola, gastrointestinales
En estos pares, no está el par rodilla-2, sin embargo puedes impactar directamente en rodilla, igual que en codo. En rodilla, muchas veces funciona, negativo, en rodilla derecha, y positivo en Popitleo del mismo lado; en rodilla izquierda sería positivo, y negativo en Popitleo.
Cuando tienes un sobrepeso considerable, y sufres de dolor de rodilla, la sientes inflamada; toma té de orégano y ajo. (En un litro de agua, hierve un puño de orégano y 7 ajos, lo tomas en ayunas por 9 días) en menos de una semana, te vas a sentir de maravilla.
Muchas personas, ya una vez que hirvió el té, lo licuan con toda la hierva y ajos y se lo toman así. Ellos comentan sentirse mucho mejor.

Otro tip para dolor de rodilla es; impacta rodilla der.- con negativo (-) izquierda con positivo (+), si el dolor no se quita, cambia el positivo a riñón derecho, y si te duelen las dos rodillas, en las dos pones imanes negativos, e imán (+) en riñón der.

EL BIOMAGNETISMO PUEDE CURAR TODOS TUS MALES, APRENDE COMO HACERLO.

Funciona igual si te duele el tobillo, talón, hombro etc. Aunque, podría ser que en un rastreo general, ya no tengas necesidad de estos recursos, ya que muchas veces provienen de otros pares biomagneticos.

Como sugerencia te digo que elimines las carnes rojas, incrementes todas las frutas de color rojo intenso y moradas, como ciruelas, moras, uvas rojas, higos, etc. Utiliza la terapia de holograma o su-jok.

Capitulo 8

¿Que Tanto Ayuda El Bio-Magnetismo a Las Personas De La Tercera Edad?

Generalmente cuando una persona mayor, solicita una terapia de imanes, es porque ya está cansada de tomar medicamentos y su organismo responde muy poco.

Llegan con una gran esperanza y fe de sanar. Otros porque es la única opción que tienen ya que carecen de recursos económicos.

Los terapeutas, en este sentido debemos estar concientes, que personas de la tercera edad y sin recursos no deben de pagar. Esto será un buen recurso para que la vibración energética, entre el paciente y el terapeuta, fluya y se establezca un vínculo de sanción en todos los sentidos.

Generalmente este tipo de personas, vienen con una carga emocional muy fuerte, que aunado a sus años, parecieran que cargan un costal muy pesado.

Aligerarles un poco el peso, será un honor y una satisfacción, ya que muchas veces lo único que necesitan es una palmadita en la espalda, porque el caminar por la vida, les ha dado infinidad de experiencias, testigos fieles de la historia y autores de una existencia dual, que los ha hecho sufrir y reír, amar y odiar, pero que ahora, solo están levantando la cosecha de lo que sembraron, y que nosotros no tenemos ningún derecho a juzgar, de lo contrario estaríamos echando peso a nuestro costal, que tarde o temprano tendremos que cargar.

Darle terapia de imanes, a las personas de la tercera edad, nos llena de experiencia y de conocimientos, ya que la mayoría son un manojo de males, una maraña de enfermedades que de primer momento no sabes, si predominan las emocionales o las físicas.

Por supuesto, que hay adultos mayores con una calidad de vida estupenda, que si te dicen la edad, pensarías que tienen 15 o 20 años menos. Tienen una característica muy especial, son personas de sonrisa fácil, de plática amena, dicharacheros y bromistas, todo un ejemplo de vida y que se dan el lujo de comer de todo.

EL BIOMAGNETISMO PUEDE CURAR TODOS TUS MALES, APRENDE COMO HACERLO.

Tuve la experiencia, de darle terapia a un hombre de 80 años, se pintaba el pelo, y su apariencia era de entre 65 y 70 años; al hacerle el rastreo casi no le salieron pares, y los que salieron, fueron en extremidades inferiores, por supuesto que esa había sido la razón de su visita, le dolían las rodillas. Le apliqué electro-biomagnetismo en rodillas, y reflexologia y la respuesta de su organismo fue excelente.

Por otro lado, tenemos una paciente de 68 años, para caminar necesita el apoyo de una andadera, sufre de artritis en manos y pies, su carácter es agresivo y con don de mando, es muy coqueta, siempre anda maquillada, a pesar de que no se vale por si misma.

Tiene como 2 años aproximadamente viniendo a la terapia de imanes, cada 8 días, y donde más he notado mejoría es en su carácter, su dolor e inflamación en articulaciones se le ha controlado, es una persona que vive sola y que eso agudiza más sus males, ya que como todos sabemos, el sedentarismo es el gran aliado de muchas enfermedades y consejero de muchas actitudes mentales.

Estas dos experiencias, que están una al extremo de la otra, nos dan la pauta para entender cuales son los valores que debemos conservar, hasta el último día de nuestra existencia, y que si el destino o la vida tienen otro plan para nosotros, habrá seres buenos y bondadosos que nos apoyen y ayuden a sacar la esencia divina que traemos dentro, porque estamos preparados, para poder seguir con dignidad nuestro camino.

Aquí, en este punto, me gustaría volver hablar de las enfermedades emocionales, en especial de las posesiones, ya que las personas de la tercera edad, en su mayoría, están en una etapa vulnerable, es decir, sufren de soledad, incomprensión, tristezas, depresiones y que también se van a manifestar en males físicos, como ya lo mencioné anteriormente. Es muy común al hacer el rastreo, que sus enfermedades vengan respaldadas por agresiones psico-dinámicas, y/o posesiones.

Recuerden que una persona que presenta este cuadro emocional, es muy frecuente que traiga posesiones y que pueden ser las causantes de todas sus dolencias, o bien que no permitan que los medicamentos les hagan efecto. ¿Por que pasa esto?

En el mundo espiritual, en especial, el plano astral, las posesiones, son entidades que en otros tiempos fueron seres humanos, y que en su gran mayoría siguen siendo los mismos, ya sea por ignorancia, o porque nunca se preocuparon por cultivar el aspecto espiritual, otros porque no les importó, etc. etc. Y a este respecto encontramos seres de todas las calañas; agresivos, abusivos, malvados, odiosos, rencorosos, satánicos, etc. Otros solamente quieren volver a sentir, tener un cuerpo físico.

También puede suceder, que estas entidades, todavía permanecen en un estado de depresión, tristeza, inconformidad, etc. que tenían en el momento de morir, y que eso no los deja avanzar, vagan en una inconciencia total, y al momento de pasar cerca de un ser humano, son atraídas por el magnetismo de éste, quedando adheridas en alguna parte del cuerpo.

Causando un desequilibrio en sus polaridades orgánicas, que va a desencadenar una serie de síntomas.

Sin embargo, nosotros somos seres superiores a ellos, que no te intimiden, el miedo y la ignorancia, pueden ser la principal falla, para que se adueñen de tu cuerpo.

Yo no soy una experta en sacar este tipo de posesiones, pero la experiencia en estas emociones, hace que día a día le pida a Dios que me ilumine y me de mucha fortaleza, la fe y el amor a nuestro Sr. Jesucristo, es la mejor arma.

Si perteneces a otra religión, estoy segura, que deben de tener oraciones muy poderosas para estos casos. Muchas veces, nosotros como terapeutas latinos, tenemos en nuestro archivo genético, seres de luz con vibraciones muy altas, como Jesús, algún santo de tu devoción, y al momento de pensar en ellos o poner una imagen, la atracción magnética se da, ya que el cerebro es el encargado de hacer toda esta función.

Sin embargo esto no sucede, si la persona es budista, judía, etc. en el que Jesús, no está contemplado como el hijo de Dios.

Tal vez, pongamos encima de su cuerpo una imagen de Jesús, o de la virgen de Guadalupe, y nuestro pensamiento envíe mensajes a su cerebro, y éste no encuentre en su archivo estos seres de Luz. En este caso, lo que podemos hacer, es pedirle al paciente el nombre del ser de Luz, en el que cree y ama, nombrarlo o poner el nombre, encima de su cuerpo. Su energía comenzará a fluir adecuadamente y en nuestro cerebro quedarán configurados estos nuevos conocimientos, que tal vez en otros tiempos, o en otras vidas serán los que eleven nuestro nivel de conciencia.

Sin embargo quitar una posesión, en nombre de nuestro Sr. Jesucristo, es lo mas acertado, no importa a la religión que pertenezca, porque la vibración que tiene la palabra Jesucristo es muy alta y poderosa. Así quedó registrada en el universo y en cada uno de nosotros, hace más de dos mil años.

Existen más espíritus vagando por la tierra, que hombres y mujeres vivos. Eso dice; Ángeles Bertolin, en su libro una luz de esperanza. ¿Por que le doy tanto énfasis a este lado de las emociones?

Por infinidad de experiencias que he tenido, sobre todo, cuando en un paciente, ya recurriste a todas las técnicas, impactaste imanes correctamente, la persona ya fue tratada por médicos y terapeutas de todo tipo, y sus males persisten.

Tuve la experiencia con una paciente, edad 38 años, alta delgada, que a simple vista pensé, no tiene cara de tener alguna enfermedad. Cuando la empecé a interrogar, me manifestó, traer un dolor en la parte baja de la espalda, tenia 3 años con esa molestia que le impedía agacharse, ya la habían tratado quiroprácticos, le habían dado todo tipo de pastillas para el dolor, el último fue un masajista que la lastimó bastante, dejándole un dolor de ciática que se extendía por toda la pierna.

Ella podía controlar ese dolor yendo al gimnasio, pero ejercicios en los que tuviera que agacharse o doblare, para nada.

Comencé hacer el rastreo; impacté esos pares, apliqué su-jok en mano, terminé la terapia.

Al otro día manifestó, haber dormido de maravilla y sentirse mas tranquila.

A la segunda terapia, apliqué electro-biomagnetismo en espalda y zona afectada. Comentó sentirse bien, pero el dolor seguía ahí.

A la siguiente terapia, me ayudé con digito presión en toda la espalda e impacté imanes de neodine en Iliaco derecho, que era donde mas le dolía.

A la cuarta terapia, la vi mas contenta, pues ya podía doblar el cuerpo unos 10 cm. Pero seguía quejándose del dolor.

Empecé hacer un rastreo minucioso, vértebra por vértebra, hasta llegar al coxis, y había un problema en las últimas lumbares, pero no había par biomagnetico, no había inflamación, no había fractura, ya no sabia que preguntar, pero algo me impulsaba a seguir ahí.

Dios mío ayúdame, (exclamé interiormente) no se que hacer. Luego pregunté ¿Tiene posesión? Si, si, los dedos seguían marcando afirmativamente, me impresioné, porque desde la primera terapia había impactado posesión, respiré profundamente, saqué el aire, y ordené a esa entidad, en nombre de nuestro Sr. Jesucristo saliera de ahí, yo no sabia si iba a funcionar o no. Di por terminada la sesión. (Debo aclarar, que generalmente son varias posesiones y pueden ser miles, ya que al entrar a un cuerpo se reducen a puntos y que pueden formar nudos entre los tejidos o bultos muy dolorosos y, que muchas veces se pueden confundir con tumores ya que se entremezclan con los microorganismos, que a simple vista serán los causantes de tal malestar, por esta razón les podemos llamar energías interferentes, puntos astrales, energías densas y que yo les llamo posesiones.)

La sorpresa la llevé al otro día, cuando la paciente vino a su terapia; me llamó por mi nombre, y me dijo mire puedo agacharme y tocó sus pies.

Mi inquietud al exponer todo lo que aquí escribo, esta basada en conocimientos adquiridos, experiencias como terapeuta y respaldo de excelentes maestros.

Estas dolencias o males, que ya son crónicos, lo mas probable es que provengan de un problema psicológico, ocasionado por alguna emoción fuerte o pensamientos obsesivos de algún hecho traumático. A este respecto es muy recomendable consultar a un especialista en psicología, para que ese problema salga desde la raíz y no queden cabos sueltos que puedan, con el tiempo, regresar las dolencias.

¿PUEDE CUALQUIER PERSONA PONER IMANES?

Esta es una pregunta muy común que solemos escuchar, cuando alguien está hablando de biomagnetismo.

El dar una terapia de biomagnetismo, no es solo poner imanes y esperar, haber cuales son los resultados.

Ya que existen personas que medio aprenden el sentido de los imanes, o bien se fusilan lo que aparentemente ven, y ya se atreven a dar terapias con la principal finalidad de conseguir unos pesos, me gustaría que lean y se adentren más al par biomagnético, tal vez este libro les sirva como un trampolín para adquirir más conocimientos, y ser terapeutas de corazón con la primordial finalidad de servir y dar salud, de acuerdo a sus posibilidades.

Debo de reconocer, el esfuerzo y la entrega de muchos compañeros, que están en constante aprendizaje, y que van a la vanguardia en el par biomagnetico, ya que tienen un gran interés en dar calidad y atención a los pacientes.

Luchar por ser mejores en el campo del servicio, buscar quien nos pueda sanar emocional y espiritualmente, para poder ser mejores seres humanos y buenos terapeutas, y que esa energía de la que tanto he hablado, fluya, y se sienta la buena vibra en cualquier lugar donde estemos presentes. ¡Y si!, cualquier persona puede poner imanes, si estudia, se prepara y tiene vocación.

Siempre hay que recordar que para dar una terapia es muy importante estar sanos, en todos los aspectos, ya que de esa forma podrás enfrentar cualquier problema de salud que manifieste el paciente, y no te absorba o desgastes la poca energía que en ese momento tienes.

Es muy común, que cuando empiezas a dar terapias, termines en calidad de bulto. Los compañeros mas experimentados, comentan, esta paciente venía muy cargada, es decir traía infinidad de problemas emocionales, como interferencias y posesiones, y si no estas preparado tanto en tu cuerpo físico como emocional, las dolencias que esa persona traía, te las vas a llevar tú. Por lo que va a ser necesario, que te pongas los imanes correspondientes a esos malestares.

Los pares biomagneticos aquí mencionados son los esenciales, para que lleves una vida sana o bien sanes males que ya son crónicos.

Hasta este momento, existen más de 300 pares. Entre los que se encuentran, los especiales, complejos, temporales, reservorios, disfuncionales, regulares, los cuales son la mayoría.

Sin embargo, todo lo que te he mostrado en estas paginas, son los principales, lo básico para que empieces a practicar, primero en ti, y los resultados que veas en tu persona, te darán la fe y la confianza para hacerlo a otros, y seguir aprendiendo más de biomagnetismo.

Conclusion

Mi más grande deseo es, que todas estas páginas, hayan sido de gran utilidad para tu salud y conocimientos en esta rama, porque como ya te diste cuenta, cuando en tu cuerpo se presenta una enfermedad, no es sólo un ingrediente el que la provocó, son muchos sucesos que la persona viene arrastrando, pero el principal es una mala alimentación.

Sin embargo, un suceso inesperado, que nos cause un gran dolor, ese puede ser un motivo emocional fuerte que desequilibre todo tu organismo. Acudir a una terapia de imanes será de gran ayuda, y si tú, ya cuentas con los conocimientos expuestos en este libro, yo te aseguro que los verás como una bendición.

Los hechos violentos que en este momento están sacudiendo al país, es sangre que ya se derramó en otros tiempos y que ahora resurge multiplicada, porque como ya lo mencioné antes, estamos regidos por leyes universales, en el que a toda acción hay una reacción. Y serán tus pensamientos y deseos, que atraen o materializan lo que tanto te Obsesiona; es la Ley de atracción, que con el poder de tu mente atrae todo lo que quieras, bueno o malo.

Lo igual llama a lo igual, y en esos lugares donde ya existen vibraciones negativas, producto de hechos violentos o satánicos, siempre serán zonas magnéticas para el mal.

El mejor recurso para limpiar estos lugares, es la oración, las buenas acciones. En la página (69) te cuento como puedes rezar y dirigirte mentalmente a estos lugares, ya que son reservorios de entidades malignas o desorientadas, que quieren adueñarse de tu cuerpo o bien absorber, esencia de emanaciones que emite el cuerpo humano.

Para estos seres, que muchas veces son sólo cascarones, que se aferran al mundo material, es muy fácil adueñarse del cerebro de seres humanos que caen en el vicio de la droga y del alcohol y excitarlos a que cometan delitos muy graves, que estremecen a toda la sociedad, ya que también su nivel de conciencia es muy bajo. También en esos lugares quedan las energías negativas, emitidas por personas llenas de odio, coraje, maldad y tantas otras del mismo nivel vibratorio de esos espacios.

Cooperar con un granito de arena, es sanar el ambiente y sanar nuestro cuerpo.

El robo, el secuestro, accidentes, etc. son sucesos, que aunque no los hayas vivido te afectan, desequilibran las polaridades magnéticas de tu organismo, principalmente el cerebro, que como ya lo mencioné, un descontrol en él, también desarmoniza, chacras, cuerpos sutiles y meridianos.

Todo esto involucra órganos y que al hacerte un autorrastreo irán apareciendo, pares biomagneticos junto con interferencias y posesiones.

No descartes la posibilidad de que una posesión o más, sean las causantes de todo este desequilibrio y que al no detectarlas a tiempo, ya causaron un daño fisco.

Practica estos conocimientos que aquí te muestro, no te angusties ni te desesperes, si a la primera no le entiendes, insiste, repasa, investiga, pregunta, los beneficios que obtendrás, son muy grandes.

Bibliografía

El Fenómeno Tumoral del Dr. Isaac Goiz D.
Guía Práctica de Magnetoterapia de William H. Philpott y Sharon Taplin.
Las Terapias Energéticas de Rita J. Mc. Namara.
Cuerpos sin Edad y Mentes sin Tiempo. Del Dr. Deepak Chopra.
Su-jok para todos, de Park, Jae Woo.
Los porque del Cuerpo Humano. Selecciones del Reader's Digest.
Wikipedia, La Enciclopedia Libre.
Teosofía Explicada de P.Pavri.
El Milagro del Agua de Masuro Emoto.
Una Luz de Esperanza de Ángeles Bertolin.
Alimentación Bio-Compatible del Dr. Garcia Chacon.
"Morir si es Vivir" de Lucy Aspra.
El plano Astral de C.W. Leadbeater.
Hechizos de la Mente, del Dr. Horacio Jaramillo Loya.

Balvina Talavera Sosa
Tel. 58241751
Cel. 5529224072
Email. Balvis5@hotmail.com

Todo El Rastreo

1.- Protegerte
2.- Sintonizar con el paciente
3.- Preguntar si tiene enfermedad
   Física, emocional o energética.
4.- ¿Emocional?   ¿Energética?
    ¿Interferencias?   ¿Posesión?
    Dorsal-lumbar   Pineal-2
    Sacro-2   Pómulo-2
    Iliaco-2   Axila-2
    Cuadrado-2   Vejiga-2
    Aquiles-2   Nuca-2

5.- ¿Tiene disfunción en glándulas?
    1.- Glándula Pineal 2.- Glándula Hipófisis
    3.- Glándula Tiroides 4.- Timo
    5.- Glándulas Suprarrenales
    6.- Páncreas 7.- Ovarios 8.- Testículos

6.- ¿Tiene enfermedad física? Si, continúas el rastreo.

7.- ¿Tiene reservorios?
8.- ¿Tiene pares craneales?
9.- ¿Tiene pares en cara?
10 ¿Tiene pares en cuello?
11- ¿Tiene pares en espalda?
12- ¿Tiene pares en espalda baja?
13- ¿Tiene pares en tórax?
14- ¿Tiene pares en abdomen?
15- ¿Tiene pares en abdomen bajo?
16- ¿Tiene pares en extremidades superiores?
17- ¿Tiene pares en extremidades inferiores?

BALVIS

Equilibrar chacras
Equilibrar meridianos
Equilibrar cuerpos sutiles
Equilibrar PH en cada uno de los órganos.

Balvina Talavera Sosa

Nació en Cd. Camargo Chih.
Estudios de Lic. En Literatura Inglesa. UNAM.
Administración de Empresas Turísticas. UVM.
Diplomado en Naturismo y Terapias Alternativas.
Centro Naturista TAO y UAEM.
Curso Teórico Práctico de Biomagnetismo.
Esc. Sup. De Enfermería y Obstetricia. I.P.N.

Contraportada

Este es un libro que te llenará de esperanza, que te dará las armas para buscar otras opciones, si es que estás enfermo, o incluso sano, te mantendrás en un estado óptimo de salud. Esta otra alternativa, es el biomagnetismo, una de las terapias más completas y efectivas.

Es una guía para que aprendas a usar los imanes, ya sea en tu persona o en la de los demás. Aprenderás a quererlos, a tenerles fe, sentirás como la energía recorre todo tu cuerpo, primer síntoma de que tus enfermedades tanto físicas como emocionales, han empezado a desbloquearse. Te sentirás lleno de vitalidad y de armonía.

Ese estado de nerviosismo o estrés, que probablemente tengas, irá desapareciendo, ya que muchas veces, cargamos emociones fuertes como; energías negativas y/o posesiones, que nos alteran y que pueden ser las causantes de muchas enfermedades.

Encontrarás tips y sugerencias para que lleves una vida más sana, te veas feliz y luzcas como a ti te gusta.

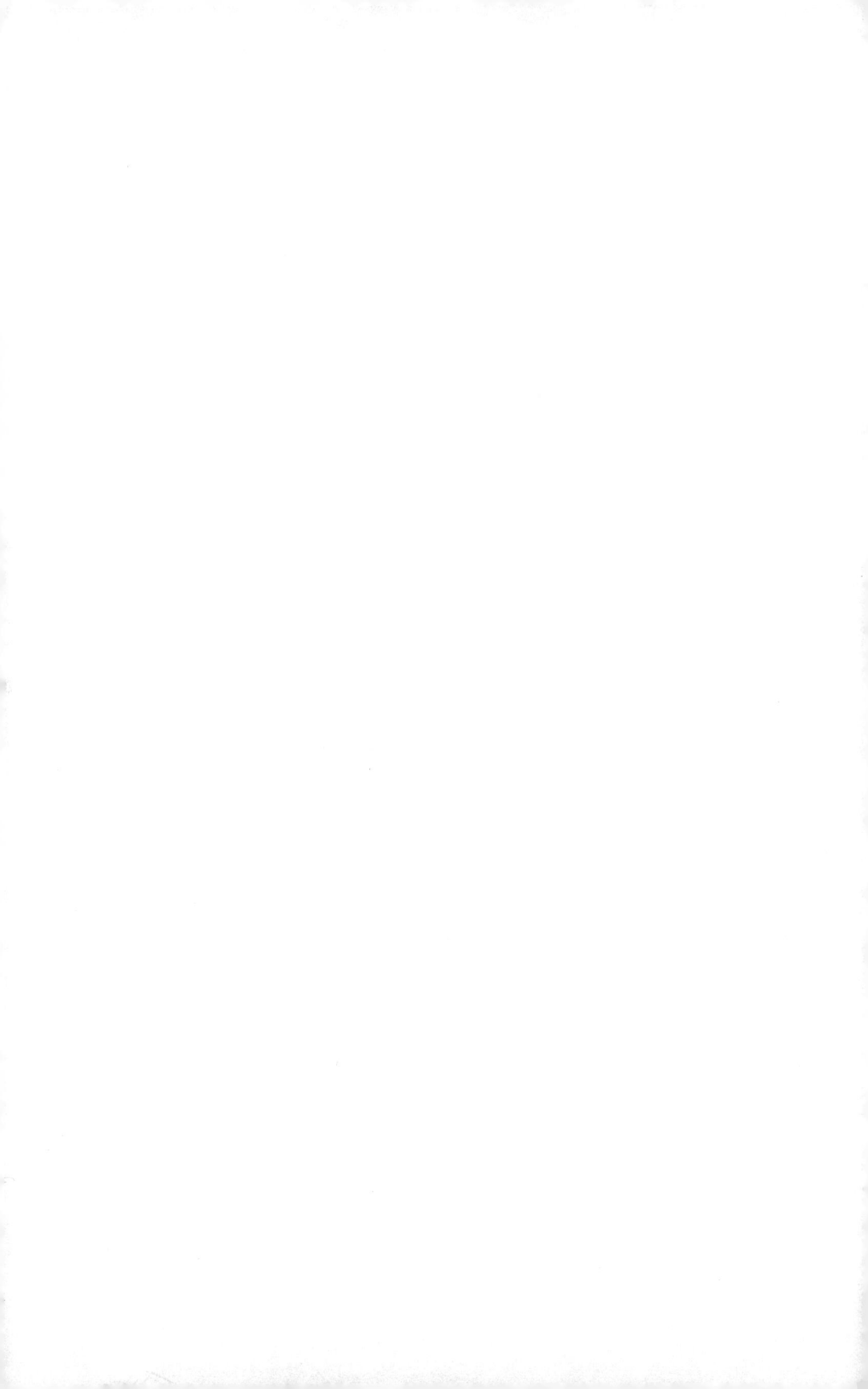

Made in the USA
Middletown, DE
17 November 2014